MHL

メンタルヘルス・ライブラリー 38

相模原事件が私たちに問うもの

●太田順一郎＋中島 直 編

批評社

＊本書は、『精神医療』86号の特集「相模原事件が私たちに問うもの」
（太田順一郎＋中島直責任編集、2017年4月10日発行、批評社）の
特集部分を加筆・訂正し、新たな論考を加えて編集し直したもの
です。

はじめに

太田順一郎 Ota Junichiro

　2016年7月26日、神奈川県相模原市の障害者支援施設において殺傷事件が発生した。「相模原事件が私たちに問うもの」を特集テーマとした精神医療誌86号が発行されたのが2017年4月であり、すでに事件発生から9か月近くが経過していた。同号を単行本化した本書のために、新しく一部の論考を書き下ろしている現時点で事件は1年3か月前の出来事となっている。事件後1年に当たる2017年7月前後には「事件後1年」といった報道が一時的に増えたが、その時期を過ぎると、この事件に関連した報道がメディアで取り上げられることもずいぶん少なくなった。しかし、この1年3か月の間、この事件は私たち精神医療関係者の頭から離れなかったと思う。

　事件が発生した直後、私たちはこの事件の悲惨さに大きな衝撃を受けた。46人が襲われ傷を負わされたということ、そのうち19人が命を奪われたということ、そして彼らはおそらくほとんど抵抗らしい抵抗をすることもなく殺されてしまったのだろうということ。悲惨な出来事に対して鈍感になってしまっている私にさえ、重苦しいものを飲み込んでいるような強い身体的反応が起きたことを覚えている。

　続く報道により私たちは、この事件の被疑者が事件前に衆議院議長に宛てて書いたという手紙の内容を知り、事件前の被疑者の言動の一部も知るようになる。そこに顕れている被疑者の障害者に対する激しい差別意識を、その障害者施設で働いている間に被疑者が次第に抱くようになったこと、その差別意識が被疑者の思考の中では、施設収容者の大量殺害と容易に結びついてしまったこと、そして被疑者は自分が犯そうとしている恐るべき

犯罪行為が、国家によって容認され、国家によって自分が許されるだろうと（本気で？）考えていたらしいことを知るようになる。それは非常に恐ろしいことであると同時に、とても奇妙なことに感じられた。被疑者の手紙に書かれていることの一部は荒唐無稽で、失われた19の命との対比には、読んでいる私たちの方が現実感を失ってしまいそうになる。

　その後精神科医としての私にとってこの事件は、一方でナチスドイツのT4作戦によって20万人の障害者が殺されたときのドイツの精神科医たちが果たした役割を思い出させ続けるものとして、また一方で自分が日々関わっている現実の精神科医療に非常に直接的な影響を及ぼすものとして頭から離れなくなってしまった。政府は事件後厚生労働省を中心に、「相模原市の障害者支援施設における事件の検証及び再発防止策検討チーム」を立ち上げて、この事件の「検証」と「検討」を行うことにしたのだが、このチームが事件の4か月半後に公表した最終報告書はそのまま法律の改正に組み込まれていくことになった。

　わが国の精神科医療のあり方は、法制度の側面から言えば精神保健福祉法という法律によって規定される部分が最も大きい。精神保健福祉法は前回は平成25年に改正されて翌26年に改正法が施行され、3年後の平成29年頃の次回改正が予定されていた。この次回の法改正をにらんで政府は平成28年1月に「これからの精神保健医療福祉のあり方に関する検討会」を立ち上げ、そこにおける議論を平成29年度に予定されている精神保健福祉法の改正と、その翌年度平成30年度に予定されている医療計画、介護計画、障害福祉計画の見直し、そして診療報酬改定などに反映させるというスケジュールが予定されていた。この検討会が始まった平成28年1月の時点では、おそらく今回の精神保健福祉法改正は医療保護入院の決定において、3年前に保護者制度を廃止して家族等同意を始めて以降なぜか使いづらくなってしまった市町村長同意を、あらためて使いやすいものにするような制度修正を加える以外は、それほど大きな変更は行われないのではないか、とも考えられていた（そう考えていたのは私だけかもしれないが）。

ところが、平成29年の精神保健福祉法改正は、この検討会発足後に起きたこの悲惨な事件と、その前年に起きていた精神保健指定医資格の不正取得に対する対応の必要性、という2つの事項によって予想とはやや異なった方向に進み始めることになった。平成29年2月中旬に政府が示した精神保健福祉法改正の素案には、当初予定されていなかった措置入院制度に関する大幅な変更と指定医取得に関する修正・変更が書き込まれることとなったのである。前者はもちろんこの相模原事件の影響であり、相模原事件の被疑者が事件を起こす5か月前に精神科病棟に約2週間措置入院という入院形態による入院を行っていたという事実によって引き起こされた事態である。被疑者が措置入院をしていたという事実に基づいて、「相模原市の障害者支援施設における事件の検証及び再発防止策検討チーム」は平成28年12月、このような犯罪を防ぐために措置入院後のフォローアップ体制を強化するための法改正を提言する報告書を公表し、これを受けて「これからの精神保健医療福祉のあり方に関する検討会」は翌平成29年2月に措置入院制度の改正についてはほぼ同様の改正を求める報告書を提出した。そして、これら一連の報告書の内容を反映した精神保健法改正素案がその直後に公表されることになったのである。

　改正法の素案を提示するに当たって、政府は「精神保健及び精神障害者福祉に関する法律の一部を改正する法律案の概要」を示し、その中で今回の法改正について「改正の主旨」を以下のように記した。「相模原市の障害者支援施設の事件では、犯罪予告通り実施され、多くの被害者を出す惨事となった。二度と同様の事件が発生しないよう、以下のポイントに留意して法整備を行う」。ここでは、今回の法改正の主眼目が保安であり、犯罪の防止であることが明言されている。不思議なのは、この一文に続くのが「医療の役割を明確にすること──医療の役割は、治療、健康維持推進を図るもので、犯罪防止は直接的にはその役割ではない。」という文章であることであった。この2つの文章が続いて登場することの滑稽さを、この「概要」の作成者は分かっていないのかもしれないし、その滑稽さを十分に理

解した上でこのように述べているのかもしれないと思われた。

　その後平成29年4月〜5月の50日間、参議院厚生労働委員会において行われた審議の中でこの一文は非常に強い批判を受け、厚生労働省は上記「法律案の概要」からこの一文を削除するという異例の措置を取らざるを得なくなるのであるが。

　これまでわが国では、いやわが国だけでなく多くの国で、精神科医療は保安的役割を負わされてきた。強制入院の要件をポリスパワーに拠っていると理解されがちな措置入院制度は、医療観察法ができるまでは常にその代表であったろう。それでもこれまで措置入院制度は、運用によって比較的ポリスパワー的なニュアンスだけでなくパレンスパトリエ的な性格も併せ持っていると捉えられることも少なくなかったのである。今回の改正法案には、その第2条にそれまでなかった第2項が加えられて、「精神障害者に対する医療はその病状の改善その他精神的健康の保持及び増進を目的として行われるべきものであることを認識するとともに」と、精神科医療の目的が明示されることとなった。犯罪防止を目的とした今回の法改正において、このような文言が書き込まれたことはなんとも皮肉なことだと言わざるを得ない。

　精神科医療に携わる精神科医としては、どうしても措置入院後のフォローアップを中心とした法改正の動きが、精神科医療が保安の道具として利用されかねない事態が気になってしまう。しかし、相模原事件が私たちに問うているものは、それだけではない。今回の事件をヘイトクライムと捉えるべきだという論者は少なくないし、もちろん優生思想の問題として考えざるを得ない。優生思想は決して私たちの思考から遠くにある思想ではない。医療者にとっては安楽死や尊厳死は日常的なテーマであり、これらのテーマは優生思想とそう遠くないところにあるはずだ。

　そして、今回の事件は、事件被害者の方々が置かれていた状況のことをあらためて考えるように私たちに求めている。被疑者の歪んだ考え方は、

当然被疑者に帰されるべきものであるが、そのような歪んだ考え方が作り上げられていくとき、彼の眼には彼の前に居る入所者たちがどのように映っていたのか。

　本書の中で、座談会は精神科医4人によるものという、非常に偏った構成となった。論点の拡散を防ぐためやむを得ないことであったが、相模原事件が私たちに問うているのは、狭い精神科医療だけの問題ではない。本書が全体として、相模原事件が私たちに問うているものを広く明らかにしてくれることを願っている。

MHL 38

相模原事件が私たちに問うもの

目 次

index

はじめに　●太田順一郎

座談会●相模原事件が私たちに問うもの
── 井原 裕＋平田豊明＋中島 直＋[司会]太田順一郎

1●検証チームの議論／2●「入口」に関する議論／3●司法の問題として立件できなかったのか？／4●ダイヴァージョンの可能性／5●措置診察のチェックポイント？／6●治療内容──とくに物質使用障害に関して／7●医療側は責任を問われるべきなのか？／8●「出口」に関する議論／9●退院後のフォローアップ／10●まとめに代えて

行為における自由意志と責任　●野崎泰伸
── 相模原事件に関する河合幹雄氏の諸論を批判的に検証する

1●行為の意図と動機づけの本質とは／2●河合幹雄氏の議論と主張／3●治安維持という「大義」──優生思想は「妄想」か／4●行為と自由

接点はどこにあるのか　●松永真純

1●はじめに／2●被害者の死をめぐって／3●「個」として、唯一無二の具体的な生を生きる／4●究極の受動態としての誕生／5●善意と優生／6●人間が人間を敬うこと

相模原事件を受けて、これからの策動にどう抵抗するのか　●桐原尚之

1●検討チームの最終報告書をうけて／2●"退院後の支援がルール化されていない"ことは問題なのか／3●神奈川県警による失敗の追及が夜警主義的な考え方と結びつくのか／4●"患者の利益"とは実のところどういったものなのか／5●医学者たちに閉ざされた問いとしての"患者の利益"

美しい日本 ●富田三樹生
――相模原事件について
92

●はじめに／1●事件の経過／2●二つの問題

当事者の立場から考える自立とは ●熊谷晋一郎
108

●要旨／1●痛みが教えてくれたこと――自己身体への信頼と依存／2●依存症が教えてくれたこと――他者への信頼と依存／3●自立が孤立にならないために

共に生きる社会を築く難しさを内にみつめて ●大塚淳子
116

1●はじめに／2●2016年7月26日／3●再び……の思い／4●検証の在り方に読み取れるもの／5●放置されていた措置入院制度に関する見直し／6●求められているのは支援という名の監視ではない／7●多様な市民の暮らしを身近に感じられる大切さ／8●大学の教育現場で

保安処分反対主義の帰結は措置入院保安処分化 ●井原 裕
――相模原事件考
128

1●保安処分反対イデオロギーの総括／2●医療機関は精神保健を、刑事司法は犯罪防止を／3●保安処分反対主義者にとっての保安処分／4●イデオロギーに修正主義はありえない／5●保安処分反対主義者の最終答案としての「山本レポート」／6●保安処分反対主義者とその他の精神科医の世界観のずれ／7●保安処分反対主義者の説明責任

差別と精神医学 ●中島 直
――産むのか、アンチテーゼになり得るのか
143

1●医療観察法／2●野田事件／3●道路交通法・自動車運転致死傷処罰法／4●差別と国家意志／5●精神医学と差別／6●おわりに

相模原事件から1年が過ぎて　●中島　直
154

措置入院の話だけでなく　●太田順一郎
159
1●それでもまず措置入院の話／2●国会審議など／3●措置入院の話を離れて／4●差別する存在であること──細雪・教科書・波平恵美子／5●それでも差別と闘い続けること──ゲイの少年・青い芝・ディストピア／6●葛藤の中で

あとがき　●中島　直
172

＊装幀──臼井新太郎

MHL

座談会

相模原事件が私たちに問うもの

【出席者】
井原 裕
平田豊明
中島 直
[司会]
太田順一郎

Ihara Hiroshi
Hirata Toyoaki
Nakajima Naoshi
Ota Junichiro

Discussion Meeting

太田▶それでは「精神医療」誌86号の特集「相模原事件が私たちに問うもの」の座談会を始めたいと思います。司会は岡山市こころの健康センターの太田順一郎が務めます。

　この事件に関しては、本日御参加の方々も読者の皆さんもよく御存じだと思いますので詳しくは説明しませんが、相模原にある障害者施設の津久井やまゆり園で多くの方が殺され、重い傷を負ったというきわめて痛ましい事件でした。

　本日はこの事件に関する座談会ということになりますが、座談会の参加者として3人の精神科医の方々に来ていただいています。順番に御紹介しながらお話を伺っていこうと思います。まずお一人目は平田豊明さん。平田豊明さんは、千葉県精神科医療センターの院長を務めておられ（座談会当時）、この特集のテーマに関連しては、この事件後に立ち上げられた「相模原市の障害者支援施設における事件の検証及び再発防止策検討チーム」という長い名前のチームのメンバーとして入っておられます。それ以外にも、これまで精神科救急の領域や、精神医療審査会に関わる領域など、精神科医療にとって非常に重要な分野でオピニオンリーダーとして活躍しておられる方なので、この座談会にぜひ来ていただければと思ってお呼びしました。

　その検討チームの報告書が先日、12月8日付で出されました。まず平田さんからは、報告書の作成にかかわってきて感じたこと、考えたことをお話しいただけますでしょうか。

1●検証チームの議論

平田▶はい、わかりました。

　私はこの報告書をつくった検証チームの構成員ということで、議論に加わりました。この検証チームは、もともとは母体みたいなのがありまして、

2016年の1月からスタートした、これからの精神保健医療福祉のあり方に関する検討会の構成員として最初は加わったんですね。その検討会のメインテーマは、来年度の精神保健福祉法改正、特に医療保護入院のあり方が検討会での一つのテーマ。それからもう一つは、再来年度に始まる地域医療計画に連動した地域精神保健福祉政策のあり方と、2つの焦点がある会だったんですね。月1ぐらいのペースで始めて、夏ぐらいには報告書を出しましょうというふうな話で検討が進められていました。

そろそろまとめの段階に入ろうかといったそのとき、7月26日にこの事件が発生しまして、急遽、検証チームというものが構成されて、その中に私が加わりました。私の立ち位置は、精神科救急医療から見たこの事件の検証ということになるわけです。直接この事件と救急医療はかかわりないという見方もあるんですけども、彼が医療にアクセスする出発点になったのが、たまたま神奈川県の精神科救急医療システムの中で緊急措置診察を受けて緊急措置入院になったというところですので、どうしてもかかわらざるを得ないということで加わりました。

まず、報告書のつくりというか、たてつけを見てみると、今回の議論の目標、目的というのが象徴されているんですけども、ボリューム的に見ても措置入院制度の特に出口問題、措置解除から退院後のフォローアップというところに大きな重点が置かれるということになりました。ただ、検証チームで行われた議論はもっともっと幅広くて、いわゆる入り口問題というところでかなり時間を割いているんです。特に司法と医療との境界例とでも言うべき他害リスクの高い救急患者ですね、その処遇決定に救急医療はかかわっているものですから、そこが大きなテーマになりました。

太田▶司会者が少し解説を挟みますけれども、その3つのテーマというのが、1つ目が共生社会の推進――差別意識のない社会と障害者の地域との共生――、2つ目が退院後の医療等の継続的な支援を通じた、地域における孤立の防止――容疑者が措置入院の解除後、通院を中断したことを踏まえた退院後の医療等の支援の強化――、そして3つ目が社会福祉施設等に

おける職場環境の整備——容疑者が施設の元職員であったことを踏まえた対応——という3点なのですが、このうちの2番目に非常に大きなボリュームが割かれているという話ですね。
平田▶そういうことです。
太田▶その中でも、この取りまとめの中では退院後のことにかなり焦点が当てられていますが、議論の中ではまず入り口のことをかなり議論したということですか？
平田▶はい。そこでの議論は全く割愛されていますね。
太田▶あ、割愛されているのですか。
平田▶はい、ほとんど入っていませんね。ちょっと触れてあるぐらいですね。
太田▶そこの議論を少し教えていただけますか。

2 ●「入口」に関する議論

平田▶そうですね、これは主に、この検証チームの参加者の中には医療関係者だけではなくて福祉関係者のほかに、総務省、警察庁からも入っていましたし、法務省の刑事局、保護局、それから矯正局の人も入っていましたし、文科省の人も入っていた。そして内閣府も入るということで、ほぼ省庁横断的な会になっていますけども、その中で医療の問題と司法、司法的処遇と医療的処遇のどちらにいってもおかしくないようなこういう境界例的な人の処遇をどうするのかということが話題になりました。

具体的に言うと、被疑者が措置診察を受けたのが2月19日でした。15日に彼が犯行予告文を衆院議長に渡しました。その前日は渡せず2度目で受理されたわけですが、それを開封した内閣府の職員が仰天して警視庁に届けたんですね。警視庁から警察庁を通じて神奈川県警、津久井署という形で伝達されて、その伝達された段階で津久井署からやまゆり園の方にちゃんと話が行っているわけですね。それを、その脅迫文というか予告文を見

たやまゆりの関係者は、やはりびっくり仰天してしまって、職員の中にこんなことを書く人がいると、これは放置できないということで動き始めて、19日のお昼ぐらいに被疑者を呼んで、そこに警察も立ち会っているんですよね。呼んで、立ち会って、退職勧告、ということをやったわけです。

　そこで被疑者はそれを認めて、辞職願を出します、と書きました。その直後に身柄を警察が保護しているんです。これは警職法3条による保護です。

太田▶まずは警職法で、ということですね。

平田▶身柄確保ですね、事実関係のちょっと細かいことに一部入りますが、大事なことなので詳しく話します。それがお昼過ぎなんですね、それから警察署のほうから23条通報が出された、これは午後2時ぐらいでしたかね。

中島▶2時半とかですね。

平田▶2時半ぐらいですかね。それを受けた相模原市の行政が動いたのが、今回は保健所と協議しながらだと思いますけども、これが金曜日の午後なんですよね。最終的に受理したのが夕方ですかね。

中島▶事前調査開始したのは3時20分ですね。

平田▶3時ぐらいに受理して事前調査を開始して、措置診察のための身柄移送をしています。これも行政と警察が一緒になって行ったんですけど、これが午後8時ぐらいですかね。その時点で相模原市の精神科救急システムの基幹病院だった北里東病院に身柄が移送されて、措置診察開始ということになったんですね。

　その措置診察をした医師、ドクターは東病院の当直医の精神保健指定医、彼が1時間ほどの診察をして処遇決定しているわけですけども、彼は犯行予告文のコピーそのものを見ているわけですよ。これはやはりちょっと難しかったと思います。

太田▶判断が難しかったと？

平田▶犯行予告文がこの事件のいわば難しさを象徴しているんですけども、極めて冷酷で計画的に書かれた事実関係を書いてある。前半はそうい

うふうになっているんですね。もう障害者は生きる価値がないというふうに、障害者に対する差別感情むき出しの考え方に基づいて自分は抹殺しますということを予告している。計画的だし、冷酷な手順まできちっと書いています。

太田▶前半は冷静に、ですね？

平田▶その部分は、これは病気とはちょっと思えないなという感じがするんです。ところが、後半がかなり荒唐無稽になってくるわけですよね。占いカードみたいなものを示して、これに自分は傾倒していると。それによると、こういう事件がいろいろとこのカードで予告されて、大事件、大災害が予告されているというようなことから始まって、いわば自分が予知能力を持っているようなことを言いたいのかもしれないです。きわめつけは、この事件を起こした後、自分が自首して、2年ぐらいはどこかの施設で拘束されるのはやむを得ないだろう。ところが、2年ぐらいしたら自分は無罪放免されて、整形手術をして、国から2億だか3億だかの資金を得て、社会に出るんだというようなことを綿々と書いてあるわけですね。どうも2年という期間が医療観察法の2年と符合しちゃうところがあるんですけれども。

太田▶あれ？　そことの符合？

平田▶知っているか、知らないかはわかんないんですけどね、そういうところを見ると、精神病理の問題なのかなという側面があるわけですよね。だからあの予告文は、要するに正常心理と異常心理が混在している予告文になっているわけです。

太田▶診察医にとっては難しかったでしょうね。

平田▶ええ、これを見た診察医は本当に頭を悩ましたと思うんですね。しかも短時間での精神鑑定を要請されているわけですね。そこで司法精神医学と救急精神医学の接点がはっきり浮き彫りになったような気がしました。

太田▶平田さん、この検証チームの中では、その部分に関しては大体どういう結論に落ちついたんですか。

3 ● 司法の問題として立件できなかったのか？

平田▶最初は司法の問題として立件できなかったのかという議論があったんです、医療の側からね。例えば、殺人予備罪が成立しませんかと、もう一つは、脅迫文というか犯行予告文を施設に事前に見せているわけですから、見た施設側の職員は恐怖したはずですよね。だから、脅迫罪にならないでしょうかと、それから、威力業務妨害にならないんでしょうかというふうな、3つぐらいの罪名で立件を検討はしなかったんでしょうかというふうに司法側に投げかけたんですね、医療側からね。

太田▶すると？

平田▶答えは、はっきりは返ってきませんでした。

太田▶返ってきませんでしたか。

平田▶来なかったです、その場ではね。司法関係はやはり口がかたいですから、個人的な意見をほとんど言ってくれないんですよね。

太田▶なるほど、そうなりますか。

平田▶そういうわけで、ちょっとそこのところはグレーゾーンになっちゃっているんですね、闇の中になっちゃっているんです。あとで法律の専門家、刑法学者に聞きますと、あれはちょっと無理だっただろうというのがメジャーな意見だったようですけどね。殺人予備罪というのはそう簡単に適用したら治安維持法の時代に戻ってしまう可能性があると。脅迫罪は実際の入所者たちが恐怖心を抱いてなければだめだった、成り立たない、親告罪なわけですね、あれは。だけども、要するに施設の関係者、入所者にそんな話しをするわけにいかなかったもんだから、被害を受けた人たちが実際に恐怖心を抱いた事実はなかったし、これも難しいだろうと。ちょっと何か無理があるような感じです。それから、最後の威力業務妨害のほうも、実態的な何か申告がないと成立しませんと、指導すれば親告できたのではないかと思うんだけども、そういうことは一切言わないですね。

太田▶なるほど。
平田▶そういうわけで、医療のほうに移管されてしまったと、そこがやはり一つの問題ですよね。警察、司法の言い分としては、何か事件が起こらない限りは自分たちは簡単には身柄を拘束するわけにはいかない、ところが医療の側には、そういう事件が起こらなくても、おそれがあるだけで身柄を拘束できる制度があるじゃないかと。
太田▶そういうことですね。
平田▶それが措置入院制度でしょと、それがあるんだったらそっちで対処してくださいと、警職法がその媒介をしているわけね。そういう構造で、我々から見るとよくある構造というか、こういう件に関してはよくある構造を通じて、移管されてしまったという感じですよね、医療の側にね。そういう意見が医療の側から初めから出ていました。司法の側にそういう問いかけをしているんですけども、曖昧な答えしか返ってきませんでしたね。刑法学的に見るとそれはやむを得ないんではなかろうかと、その時点ではね。そういうところが出発点です。だから、そのいきさつは触れられていません。
太田▶そういう経緯だったわけですね、ありがとうございました。さて、そろそろお二人目の方にお話を伺おうと思います。もう1人の参加者は獨協医科大学越谷病院こころの診療科の井原裕さんです。井原さんは非常にお忙しい外来の間に、精神科医療に関わるさまざまな問題に対していつも非常に鋭い意見を出しておられる方なんですけれども、今回もこの事件の成り行きに対する非常に強い懸念を、いくつかのメディアなどを通して語っておられます。本日はぜひ井原さんがこの事件に対して感じておられる危機意識をお話しいただきたいと思い、お呼びしました。井原さん、いかがでしょうか。
井原▶私は鬱病の薬漬け問題でメディアとのつき合いがあり、その縁があって、相模原事件をめぐって発言する機会がありました。2016年8月22日にBSフジテレビのプライムニュースで黒岩知事、古川俊治代議士、加藤久雄弁護士とともに座談会に出演し、その後、10月17日に日本経済新聞、10月28日に読売新聞にそれぞれ意見論文を寄稿し、12月9日には産経新

聞に、2017年1月26日には日本経済新聞にそれぞれコメントを出しました。

　ともあれ、精神科医の仕事は治安の維持ではなく、心の健康に奉仕することです。それにもかかわらず、メディアが取り上げ、民意が動き、いつのまにか措置入院のせいで19人が死んだかのようなイメージが出来上がってしまいました。大衆民主主義の時代にあって、世論が間違った方向に誘導されていくのは実に危険です。何らかの形でメディアを通して、世論を修正したかった。しかし、実際には難しい。世論は巨大な船舶のようなもの。いったん、ある方向に動き出したら、もはや容易には方向転換できないというのが現実ですね。

太田▶さっき平田さんのお話の中で、入り口に関して、この入り口の入り方はどうだったんだろうというような意見が、検証チームの中で主に医療側から出たときに、それに対して司法や警察の方からはあまり答えらしい答えが返って来なかったというお話がありました。井原さんは以前から、司法から医療に振られたときに、逆に戻せないことに強い問題意識を持っておられますよね。

井原▶そうです。

太田▶現状としてはそれがほぼ一方向的になってしまっているというところを大きな問題と思っていらっしゃるわけですね？

井原▶そうですね。平田さんが先ほど、緊急措置入院に関して、精神科救急とは必ずしも関係ないとおっしゃいましたが、現実に、精神科救急は本来例外にとどめるべき緊急措置入院を常態化させています。措置入院の決定において判断に間違いがありえるからこそ、あえて制度上指定医2人の判断ということにしたのに、精神科救急は指定医1人の判断による緊急措置を前提にしています。結果として、制度の本来の趣旨を逸脱して、判断ミスの起きやすいシステムと化しました。

　今回も夜間に当直医が警察官に取り囲まれた状況で措置判断を強いられました。警察官は警職法3条の24時間規定があり、さっさと入院させたいのです。こういう状況の中で1人残された指定医が判断ミスをしたとして

も、誰も非難できるようなものではありません。でも、1回の判断ミスがその後、大きな事件に発展してしまいました。そして、最初に緊急措置で判断をした指定医が、後付けでとがめ立てをされてしまう。こんな理不尽な話はありません。本来、個人の責任に帰すべき問題ではなく、システム自体に問題があると考えるべきだと私は思います。

太田▶今の話は現実的に措置入院が、主に緊急措置入院を中心に救急の道具、いや道具と言うのはあれですね、その、手段として使われている現実が自治体によっては結構ある。それにもかかわらず、今回のような責任の負わされ方をしそうになるというのはいかがなものかというふうな話になりますよね。

井原▶そうですね。

太田▶それでは、そこのところを本日のもうお1人の参加者である中島直さんに伺ってみたいと思います。中島さんは、東京の多摩あおば病院にお勤めの精神科医であり、日本精神神経学会の法委員会の委員もしておられ、その法委員会がこの事件後に委員会としての見解を出しているのですが、その委員会見解の作成メンバーとして関わっておられます。そして今回は本誌の編集委員として、私と一緒に今回の責任編集を務めておられます。中島さんは東京都の救急の状況をよくわかっていらっしゃると思いますから、この報告書と、それから先ほど井原さんが話してくださった措置入院と救急の関連のあたりでお話をいただけますでしょうか。

4 ● ダイヴァージョンの可能性

中島▶まず、この人の入り口が間違いであったかどうか、これはわからないし、井原さんが言われたように間違っても全然おかしくない状況ではありますね。そういうケースはこの事例に限らずいっぱいありますけど。私どもの病院では年間50何件、措置入院を今受けていますが、

太田▶多いですね。

中島▶東京はそんなもんですよ。

太田▶そうですか。

中島▶うん。まあ、そうですね、何でこれが措置入院なのって思うようなことというのは、全然珍しくないです。

太田▶あ、そういう実態なんですね。

中島▶ちゃんと勘定していませんけど、年間数件以上は絶対あります。それがいいかどうかってなかなか難しいですし、措置入院とか緊急措置入院が精神科救急の一つのシステムになっちゃっているということがいいか悪いか、これはいろいろあると思いますけど、現になっちゃっているから、それはもう東京とか千葉もそうですよね、そういうところではそうなってしまっている。そういう前提で考えるしかないわけですね。その中でやはり間違いは起こる。

　私は、医療と司法の役割ってやはり違う、役割とか考え方が基本的に違うので難しいと思うんですけど、医療はやはりグレーの人に対してはとりあえず医療を加えるという方向に流れがちですね。だから、例えば多分、僕この人は診察してないのでわかりませんけど、同じ状況で緊急措置診察やったら、やはり入院必要って判断を出すのではないか、緊急措置入院にするのではないかという感じはするんですよね。この診察したお医者さんが責められている感じなのかどうか、そこは確かなことはわかりませんけど、そこで責めたら確かに酷だなというふうに思います。

　井原さんのおっしゃる司法に戻すシステムというのは、一部は例えば覚醒剤の使用がある。これはシステムというか、システムがあるわけではなくて、実際の運用としてそういうふうになされているということになるわけなんですけど、かなり難しいというか、異常な部分が全然ない人とか、あるいは純粋に薬物の影響だけというふうに説明ができるような人を司法の方に戻すのは比較的難しくないかもしれませんけど、さっき平田さんも言われたように、正常と異常が混在しているような人をどういうふうにし

ていくか、これは相当に難しいですね。何かそういうのを判定する別の第三者機関みたいなものがあるんだったらまた別かもしれませんけど、この人を診た精神科医は、基本的には治療者のスタンスですし、外来の診療なんかを受け持っておられた方々もおられますので、御本人との治療関係をどういうふうにしていくかということもありますし、司法に戻すというのは、私もそういう似たようなことを書いたり言ったりしたことは何度もありますけれども、現実問題としては結構、難しいなというのは、少なくとも事例によってはあると思います。

井原▶第三者機関があればもう少し容易になるであろうと？

中島▶ええ。ただ、例えばどんな第三者機関があれば、と言われるとちょっとわかりませんけど、そうでもないと治療者の密告制度か何かによるしかなくなってしまうわけですよね。

井原▶そうですよね。

太田▶じゃあ、例えばこの事件に絞って考えてみましょう。司法に戻すというと少し難しそうな気もしますけど、要するに緊急措置入院を担当した医者が、「これは非該当ですね。この人は、今、入院する必要ありません」って言っちゃうということは十分あり得たと思います。さっき平田さんが「診察医にとっては難しい判断だったろう」とおっしゃいましたが、難しい判断の結論として「そうですね、これは措置入院非該当です」って帰すことは十分あり得たと思うんですね。そのときもしそうしていたら、それでもこの事件が起きた可能性は結構高いとは思うんですけれど、そうしたら全然違う展開になったかもしれませんね。

井原▶少なくとも精神科医療の問題とはみなされなかったと思います。現実は、精神科医療がひとたびお手つきをしたら、抱え込まざるを得ない。しかたなく2週間入院させた。退院させた。事件が起きた。振り返ったら、やはり措置だ、何だ、池田のときと同じだ。こう来たんですね、メディアは。

太田▶そこなんですよね。だから法的、手続的に司法から医療、医療から司法に行ったり戻ったりできるか、というだけの話ではないんです。一度

医療の側に送られてしまうと、それがレッテルを張られることになってしまって、周囲の意識として元に戻るのが難しくなってしまう。なぜかもう、医療の方に責任が、別に法律で決まっているわけじゃないけど振られてしまうという、その辺が非常に大きいのではないかと思うんですけどね。

中島▶今の話を否定するわけではないんですけど、グレーであったときにどういうふうにするかということはあり得ると思うんです。例えば私が以前鑑定をやった例で、統合失調症の人でかなり行動異常があって、警察を呼ばれるような事態があって、そのときにどこの段階ではねられちゃったかは忘れましたが、措置入院をしても全然おかしくないような状況だったんです。結局、措置入院につながらずに、その直後にお父さんを殺してしまったという人の鑑定をやったことがあります。

　この人は別に社会問題になっていませんので、マスコミにたたかれるということはありませんけど、やはりそこで最初に関わった関係者の判断には問題があった可能性はあります。だから措置入院でも何でもいいんですけど、精神科の救急のルートに乗せるべき人を乗せなかったがためのミスというのはあり得て、これは我々が何となく乗せちゃったミスを、この人のミスかどうかわかりませんけれども、乗せちゃったことをすごく意識するけれども、乗せなかったミスだって、同じように同罪だと思いますけどね。

太田▶そこはだから、これから話のテーマになっていくんだけど、私たちの役割は心の健康を守ることだと、さっき井原さんはおっしゃいましたが、それが私たちの仕事であるというのは、僕は正しいと思うんです。犯罪を防止することが私たちの役割ではないだろうと思うんですね。だけども自分たちがかかわっている、自分たちが主治医として担当している人たちが、病気のせいで犯罪を起こしたりしないようになったらいいなっていう思いがいつもあるわけで、それは被害者にならなければいいなという思いと同じぐらい、加害者にならなければいいなって思ったりするという、そういうレベルだと思うんだけども。そういう意味でいうと、やはりそこでちゃんと医療を提供しなかったからそういう犯罪を起こすことになってしまっ

たというのは、それが責められるべきかどうかは悩ましいけれど、本当に考えないといけない問題だとは思うんですよ。
　さて、入り口の話をもう少しだけして終わろうと思うんですけども、さきほど平田さんもおっしゃっていたように、この報告書では警察については介入は無理だったんだと、そう結論付けていますよね。

中島▶法令を遵守していたという表現ですね。これらの一連の対応は法令に沿ったものであると。

太田▶そうなんですよね。結局、警察が何かをしようというのは無理だったというふうに書いてありましたよね。

平田▶手紙の内容から法令を適用して検挙することは困難であったというふうな結論です。

太田▶でも、さっきのお話だと平田さんも井原さんも、もう少し何かできたんではないかと考えておられるようですが。

平田▶ええ。

太田▶井原さんはどう思われます。

井原▶犯罪思想を抱いていても犯罪を起こしていない。身柄確保は不可能です。でも、モニタリングすることはできたはずですし、実際にそうしていました。措置解除後にやまゆり園のあたりをうろついているときも警察はチェックしていたんです。ずっとモニターもしていた。結局ずっと見ていて、見ていて、見ていて、それなのにやられた。だからこれは警察のほうに失態があったと思います。警察はわかっていた。やるとわかっていた。だからこそ、ずっと見ていた、それでやられているんですから。

太田▶そうなんですよね。

平田▶でも、ずっと見ているわけにはいかなかった。

井原▶ずっと見てりゃよかったんだけど。

平田▶警察は、退院した事実については、たまたまやまゆり園のあたりをうろうろしていた本人を元職員が見とがめて仰天してしまって、いつの間に出てきたんだということで警察へ連絡して、それで初めて警察も退院を知

ったということです。非常にまどろっこしい展開になっていますけど、その後も警察としては防犯カメラを設置するとか、ガードの体制を強化するとかいろいろアドバイスをしているんですよ。百何十万かをかけて16台の防犯カメラを設置はしているんですけども、要するに防犯のためですから、室内にはカメラは向いてないんですよね、外にしか向いてないんですよ。

太田▶そうか、そのカメラは外向きですね。

平田▶それから、モニター画面を見ているガードマンは1人しかいませんから、夜中の時間帯は寝ているんですよ。当直体制なんですよ。医者の当直と同じですよね。午前0時から朝方、仮眠時間が設定されていて、ちょうどその時間帯に事件は起きているんですよ。だから、その時間帯にガードマンが起きてモニター画面を見ていれば外の様子はわかったと思います。ただ、中の様子は全くわかりません。被疑者はそういう体制を知ってか知らずか、ちょうど全くの無防備な時間帯を選んでああいう犯行を起こしているんですね。警察は一応アドバイスはしたというふうには言っているし、それ以上何ができたかなと言われると、確かに議論はあるかもしれませんが。

太田▶この検証チームの中では、警察がもっと何かできただろうという話はあまり出なかったと思ったらいいんですか。

平田▶最初のところで立件ができなかったのかというところは話が出ましたね。その先に、例えば診察した医者がこれは医療の問題ではないというふうに断固として入院させないと判断したとすれば、それでも難しかったと思いますけれども、今度は警察のほうにモニターしてくださいよというふうな依頼をするということは、医療の側からはできたでしょうね。これは医療が責任を持って負うべきものではありませんと。ただ司法も今のところ直接関与できないとすれば、これはモニターぐらいしかできないのではないでしょうか。ストーカー事件や児童虐待もかつてはそうでしたよね、実際に事件が起こらないと手出しできないというところから、警察の関与が少しずつ少しずつ広がってきていますよね。

太田▶個人的には日本が警察国家になってほしいとは思っていないんです

けれども、でも現実的に今でも、先ほど、井原さんがおっしゃったように、警察は危険と思われる人をチェックすることはやっていますよね。

平田▶監視社会になっていますので、防犯カメラがそこらじゅうにありますからね。

太田▶昔から公安は過激派とかいろんな連中を、右も左もチェックしてきたわけだし、今でも警察は事件を防ぐためにも活動しているわけなので、今の話のように「立件できませんでした」で、ポンと終わられてしまうと、いや、それでいいのかなという気はやはり少ししますよね、いや、かなりしますよね。

井原▶立件できなくても、モニタリングしていくことはできたはずです。犯罪を犯す前に身柄を拘束したら、これは予防拘禁になりますから、法的には難しい。警職法は24時間限定の予防拘禁制度で、そもそも簡易裁判所の管理下にあります。もとは戦前に検束と呼ばれた制度があって、自傷他害のおそれのある人を保護したり、暴行・逃走その他の治安を害する恐れのある人を予防検束と呼んで、身柄確保していたんですね。つまり、検束は治安維持法の時代にあっては、警察官が思想統制する際の道具でした。戦後、新憲法ができた際に、検束が廃止され、新たに警職法になった。だけど、警職法自体が戦前の検束のイメージを引きずっていて、予防拘禁制度として議論になっていたことは確かです。例えば昭和33年10月に岸内閣が警職法改正案を提出したときに、大反対運動が起きました。このときある辣腕ジャーナリストが「デートもできない警職法」といって「週刊明星」で取り上げた。そしたら、女たちも動いた。こうして大きな市民運動に発展した。反対運動に400万人が参加したと言われているんですね。結局、この警職法改正反対運動の際に培ったノウハウが、その後の安保反対闘争にも受け継がれました。市民が議会の外で政治を変えることができることを初めて示したケースでした。警職法改正反対運動は、その成功体験がその後の安保反対闘争に受け継がれたという点で歴史的意義があったのですね。ちょっと話が脱線しましたが。

太田▶ナルホド。ちょっと話を戻しましょう。

平田▶ライシャワー事件でまた逆のほうに針が振れちゃったんですよね。警職法の第5条の中に犯罪防止というのがありまして、それに警察官の関与の権限がずっと拡大されたところがありますよね。

太田▶だから、少なくとも私たちは警察にこの事件に関してもっともっと頑張れただろうとあまり強く言いたくはないんですけれども、でもそれを精神科医療に持ってくるなというのがやはりほぼ共通した思いのようですね。

井原▶そうなんですよ、精神科医に持ってこられるんだったら、警察が責任をとらなきゃいけないとは思うんですけど。

平田▶レアケースではあるけれども、そういうケースがあることはあるんですよね。やはり、精神病理と行動病理と我々よく言いますけどもね、要するに疾病性と事例性って、かつて言われていましたけれども、そこの仕分けは、厳密にはできないところもあるんだけども。行動病理は非常に大きいけれども、精神病理の関与とみなすほどではないというようなケースに関しては押し返すことできるわけですよ。我々は身体拘束の権限を国から委譲されている立場ですから、その権限に照らせば押し返すことも可能なんですけども、それは非常にまれなケースですね。だから、精神保健指定医がそういう強大な権限と同時に責任も負わされるわけだから、その意識の足りないところが今回の指定医の不正取得問題とつながってくるんですよね。

太田▶うーん、そこはあまりつなげてほしくないですけど……。

井原▶身柄拘束ができるのは、治療の目的のためだけですよね。

平田▶そうです。

井原▶だから、治療の目的を超えて身柄拘束したら、これは逮捕・監禁罪になるわけで、基本的には逮捕・監禁というのは、一私人はやってはいけないことになっていますから。

平田▶そう、必要のない手術をしたのと同じことになる。

井原▶そうですよね。

平田▶はい。

5 ● 措置診察のチェックポイント？

太田▶入り口の話でもう一つだけ聞きたいんですけども、緊急措置の入院を決定した指定医の診断が、双極性障害でしたっけ？

平田▶躁状態。

太田▶ああ躁状態ですか。緊急措置を担当した指定医の診断は躁状態ですね。72時間後の正式な診察では、その72時間の間に尿検査で大麻の反応が出たものだから、薬物性の精神障害、あるいは大麻精神病といったものが加わっています。1人目は主診断が大麻精神病で従診断が非社会性パーソナリティ障害、もう1人の指定医は妄想性障害が主診断で、従診断が薬剤性精神病性障害。2人の指定医で主従の関係はちょっと逆転していますね。でも要するに薬物性の精神障害と、妄想性障害もしくはパーソナリティ障害という判定です。微妙にずれはありますが。

井原▶これは施設の医者ではなくって違う施設の医者ですよね。

平田▶1人は同じ施設の医者なんです、そこもまた問題になっているわけですよ。

太田▶1人目のほうですね。

中島▶ええ、第1指定医が北里東病院の医者です。

平田▶これが当たり前だというふうに神奈川県では思っていたってところもまた問題になったんですよ。本来はやはり分けなければいけない規定なんだけども、実務上の便宜を図って1人は入院先で出してもよろしいよということになっているわけです。そういう自治体はむしろ少ないんですけどね。だけど、相模原市はそれが当たり前だとみんな思っていたらしいんですね。そこも問題。

太田▶そこは非常に地域差が大きいところで、それも後からまた触れるかもしれませんが、まずは今出てきた診断について伺いましょう。3人の指定医から診断が出ているわけですが、それについては何か御意見ありますか。

井原▶診断がわかれても問題はありません。「精神障害ゆえに自傷他害のおそれ」の一点に関して判断が一致していれば、それで十分です。精神科の診断は入院時は仮のものであって、入院後詳細に検討する。その点は措置入院だって同じです。入り口のときの診断は、あくまで暫定診断です。診断はどうあれ、「精神障害ゆえに自傷他害のおそれあり」なら、措置要件に該当します。診断の各論は後回しで全然構わないと思いますね。

平田▶それは今回の検証チームの議論でもあって、入院自体は問題がなかったんだろうと。

太田▶なるほど、そうだったんですね。

平田▶そこは押し返そうと思えば押し返せたけれども、あの状況では無理だったってことも理解できる。それから、さっき井原さんが言っていたように、たった1人だけで診察ができるのを緊急措置入院の問題であると言いましたけど、そのかわりタイムリミットがあるわけですから、72時間の有効期限しかない。その間にもう2人の指定医を入れて、いわば外部監査の目を入れて客観性を担保しようと、あるいは診断の厳密性を担保するシステムになっているわけだから、それはそれでいいわけで。3人とも診断はずれたけども、精神障害であることは間違いなさそうだと。それから他害のおそれという事件性だけが非常に大きい、肥大した形になっていますので、その2つの要件がそろったんで、措置入院自体には問題なかったというふうな結論に達していますね。

　ただし、やはり入り口のところで押し返そうと思えばできたんではないか、現実には厳しいけれども、やろうと思えばできたというケースも実際にはあることはあるんですね。

太田▶でも、例えばこの報告書の16ページの「必要な再発防止策」を見ると、1番に措置診察等の判断にかかわるチェックポイントの作成等という項目が出てきています。まるで措置入院の判断についてもう少しちゃんとチェックポイントがあって、標準化できていたら再発防止ができたような書き方になっちゃってますよね、こういう書き方をしてしまうと。こうい

うのがこの報告書にあれこれ散見されて、別に間違ったことは言ってないんだけれども、それで再発防止になるの？　というのがいろいろな箇所に見えるような気がするのがどうも、平田さんの前で言うのもなんですけど、気になってしまうんですよね。

中島▶これ、チェックポイントってどんなものを想定しているのか、ちょっと僕これなかなかイメージが湧かなくって、例えば簡易鑑定のときの7項目がありますね、あれ、チェックポイントみたいに使われている。あれでやっていくと責任だとか判定がかえって変なふうになるとかいう批判もあったりして。だから、おかしいなって思うときもあるんだけど、では自分でどういうものをつくるかって、こういうのが正しいよみたいなのがうまくできるかってなかなか難しいなって思うところもあって、こういうのが何かどんなことイメージしているのかというふうには思う。

平田▶ここで言うチェックポイントというのは、私は別の言葉で言ったつもりなんだけども、措置診察では、通報から診察決定まで3つのポイントがありますよという話をしたんです。関所という呼び方しましたけどね。最初が要するに通報するかどうかの判断で、警察判断ないし司法判断。それを受理するかどうかも含めて行政判断が間に入ります。受理するかどうか、それから措置診察を開始するかどうかの権限は行政に委ねられる。これ行政判断ですね。最終的に医者が医療判断をして、措置入院の要否を決めると、3つのポイントがあるじゃないですかって話になったんですよ。そこのところを言っているんだと思いますね。それぞれのポイントで判断基準がみんなずれているのではないかと。これは措置入院の多面性、多義性に基づくものなんだと思います。措置入院というのは行政処分であり、強制入院であるという人権を極めて強く制限するペナルティーとしての側面が一つある。

太田▶ナルホド。

平田▶もう一つは、例えば医療アクセスのための手段として、やはりこれがないとうまくいかない面があるわけですよ。29条と移送をセットしたものでないと医療にアクセスできないケースがあるという現実があるわけで

すよね。そういう面もあるし、それから公費医療、公的負担、要するに経済負担がかからない。これはただ経済措置というもろ刃の剣になるわけですけども、患者・家族にとっては費用負担を軽減するって側面がある。それから、臨床的に見ると、さっきもちょっと触れましたけども、診断的厳密性を担保できるわけですね。医療保護入院というのは1人の医者だけで入院が決められるけど、例えば緊急措置の場合は、72時間以内の正式な措置診察を加えると指定医3人が一応関与している、診察をしているわけだから、診断的厳密性の担保としての側面もある。それから、まだ臨床的には幾つかあって、一つは、入院を決定した医者と治療を担当する医者を分けられるということがありますね。これは治療関係の構築にとっては有利な条件であるわけですよ。

太田▶ええ、それはあります。

平田▶予め措置が決定した患者に対して、治療者は自分が強制入院させたわけじゃないと、図らずも入院になったけれども、これから我々は一致結束して措置解除、退院に向けてやりましょうと、協力してください、こちらも頑張って協力しますよ、と。わざとらしい言い方になるんだけども、うまく利用しようとすれば、かつて言われたA-Tスプリットってやつですよね、管理者と治療者の分離みたいな側面もある。そういう多面的、多義的な要素を措置入院制度というのは持っているもんだから、さっき言った3つのポイントでみんなどこを重視するかによって運用がばらばらになっちゃうんですね。だからローカルルールができやすいですし、地域格差が生じやすい。ただ、そのことをもって問題を十把一からげにして、では一つの基準でやれというのも、これはまたちょっと危ないのではないかなって気もします。

　ただ、ある程度のガイドラインは必要じゃないかと思います。こういうケースが措置であって、こういうケースは措置にはならない、というようなガイドライン。同じような病理性と同じような事例性を持っていながら、ある県では措置になり、ある県では医療保護になるというのは、同じ制度

の適用の実態としてはいかがなもんかという議論は当然起こりますよね。
太田▶措置入院っていろんな問題点があるじゃないですか、今までも言われてきた、地域格差というか地域差が結構ありますよね。今、平田さんが言われたように、同じ症例、同じケースでも入院になるところもあれば、ならないところもあるとか、入退院もそうですし、それから入院に関して、警察はどのぐらいのレベルで通報するか、どのぐらいのレベルで診察に回すか、どのぐらいのレベルで措置とされるかというのもばらばらだし、指定医がどういう所属で来るかというのも差があると思うんですけども、そういうことに関してもう少し標準化したほうがいいかなというふうに僕でさえ思っているわけですけども、そのこととこの事件、全く関係ないよって僕は思うわけなんですね。

　入院判断が標準化されていないからこの事件がもし起きたのであれば、通報、事前調査、指定医診察の標準化は再発防止策になりますよね。そこの判断のレベル、基準を標準化することがね。でも、実際はそうじゃない。この報告書を素直に読むと、あたかもそれでこの事件が再発防止できるんだというふうに読めてしまうところがあるので、そこがどうも気になって……。

平田▶この事件に絡めて言うとしたら、例えば行政判断のところで、この人は病理学的問題よりも司法の問題ではないでしょうかというふうに言うことはできたと思うし、医療判断のところでも、さっきから言っているように、医療の問題ではなくて司法の問題ですよというふうに押し返すことも可能だったという意味で、厳密な基準は難しいにしても、ある程度の判断基準をつくっとけば、周りの状況に押し流されるような形での措置入院に対してはある程度の歯どめをかけられる可能性はあると思います。

太田▶なるほど、そちら側の再発防止策ですか。
平田▶そういうふうに読むこともできますし。
太田▶なるほど。
平田▶読み方いろいろできるんですよ、この文章。

太田▶井原さん、どうです。

井原▶措置入院の目的を刑事司法から精神科医療にダイバージョンするためだと考えれば、ストライクゾーンは広くとっていい。「疑わしきは要措置」ってことですね。ところが、そこで本来犯罪として立件すべきものを抱え込んではならないとなれば、ストライクゾーンは狭くとって、「疑わしきは措置不要」となります。

　結局、事件の結果、皆、措置入院が何のための制度であったか忘れています。今、相模原事件をめぐって世論が騒いでいるのは、「危険な患者を簡単に退院させるな」ということです。それで検証チームができてしまった。19人が亡くなった。安倍首相が動いた。塩崎厚労大臣が「検証チームを作れ」と言った。厚生労働省の中で殺人事件の防止策を練ることになった。ここがそもそものボタンの掛け違いです。刑事政策でやるべきことを精神保健政策でやろうとしてしまった。精神保健政策は、本来、犯罪防止を目的にしていません。だからこれを最終的な報告書まで持っていくなんて容易なことではない。再発防止としては不十分。かといって、再発防止を徹底すれば、もはや精神保健政策としては決して犯してはならない重大な人権侵害を犯しかねない。結局、国民の誰もが納得しない中途半端な報告書にならざるを得ないですよね。

太田▶困ったことに国民が納得したりするかもしれないので。ああそうか、措置入院制度を改善すればこの事件が防止できるんだって。

平田▶いや、そこはね、だから検証チームの最初のところでさんざん議論はされたんですよ。

太田▶最初のところで、なんですね？

平田▶この事件は非常に特異な事件であって、措置入院制度一般の手直しにこの事件は用いるべきではないというのはあったんですよ。しかも精神鑑定もまだ終わってないし、精神病理の詳細も全然わからない段階で、こんな細かい具体的な策を立てるべきではないという議論はずっとあったんですよ。

太田▶そうか、ちゃんとあったんですね。ちょっと安心しました。
平田▶ちゃんと基底に流れてはいるんだけども、ただ、そうはいっても、例えば責任能力の評価が最終決定するまで待っていたら、それこそ最高裁までいってしまったら10年ぐらいかかるわけですよね。その間、何も制度的なことを見直さなくてもいいのかって議論は一方にあるわけですよ。

それから、措置入院制度をもう一回見返してみれば、入り口部分でも中間部分でも出口部分のフォローアップの問題でも、どの時点をとってもやはりかなり運用がばらばらだし、制度的な手直しが必要なのに放置されてきたなっていうのをみんな気づいたわけですよ。

何で放置されたかというと、比重がどんどん小さくなってきていますね。昔、半分ぐらいは措置入院の時代があったんだけども、それがどんどん小さくなって、今、one dayで見ると0.9％しかないですよね、630の調査でね。通年データで見ても2％未満しか新規措置入院はないんですよ。年間6,000から7,000ぐらいの措置入院しかないものだから、そういうふうに比重が小さくなってきちゃったってところで見逃されてきたんですね。だから、2年前の精神保健福祉法改正のときに、医療保護入院は保護者制度の廃止だとか退院促進だとかいろんなことに手を付けられたんだけど、措置入院は放置されてしまったんですね。その問題が今回、あっ、こんな問題があったのではないかって初めて気がついて、それでこちらのほうに論点がシフトしちゃったというか肥大しちゃったんですね、そういうことはあります。
井原▶医療観察法ができた。となると、それまで予防拘禁として使われていた措置入院をどう位置づけるか議論すべきだった。でも、皆、うっかり忘れていました。
平田▶かつては医療観察法の機能を措置入院が半分ぐらい引き受けていたわけですよね。それが問題であると、特に引き受けたほうの心理的、人員的な負担が余りにも大き過ぎるということも病院団体から盛んに言われていて、それが医療観察法の一つの創設の動機になったわけですよね。

医療観察法ができちゃったものだから、措置入院はますます機能が縮小

されて、そのままでいいだろうというふうに見逃されていた側面はありますよね。だけど、医療観察法に乗らない人たちの問題というのは依然として続いていたわけだし、どこから見てもやはり何とかしなくてはいけない制度だなってみんなどこかで思っていたんだけど、何となく曖昧にしていた部分が今回、にわかにクローズアップされちゃったという側面がありますよね。

太田▶そうですね。まあ措置入院制度に関する調査研究もずっとあったんですけど、たしかにあまり注目はされていなかったかもしれない。

平田▶まあ、そういうわけで今回の事件を機に措置入院を見直すという議論は、責任能力鑑定の問題とはまた別にやるべきだろうということでは合意を見た、それでこういう検証チームが続けられてきたわけです。

6 ● 治療内容
—— とくに物質使用障害に関して

太田▶さて、今回の報告書では入院中の治療についても触れられています。具体的には、報告書の13ページに「措置入院中の診療内容の充実」という言葉でいくつか課題が挙げられているんですけど、この辺について皆さん何か御意見というか、思うところはありますか？　僕にはすごく気になったところなんですけど。

中島▶1つは薬物、物質使用障害の治療に関する専門性を有する医者がかかわっていれば話は違ったとかいう話はいろいろあったんですけど、そしたらそこ自体、具体的なことをそんなに書いてなくて、退院後の家族への指導とか、生活歴の把握とか、心理検査とか、心理検査はやってなかったみたいなことが書いてありましたけど、生活歴はそれなりには聴取したんだろうし、家族への働きかけも十分であったかどうかわかりませんけどやっていますので。

　ちょっと本当にこういうふうに言ってしまっていいのかどうか、それは

可能性はあった、もちろん可能性なんて何だってありますから、あったとは言えるとは思うんですけど、ここではっきり言えるのかなって、僕も物質使用障害をそれなりに見ていますけど、ここまで言えるのかなというふうにはちょっと思いながら読みましたね。

井原▶今回の事件の現場は大学病院ですよ。他の病院とは比較にならないマンパワーがある。そこにおいてすら「薬物の専門家はいなかった」といって落第点をつけていたら、日本全国どこにも合格点の病院なんかありません。こんな厳しい採点基準を設けるのなら、措置入院はもうローカルエリアでは無理でしょう。いったいどこに完璧な人員をそろえられる地域があるんですか。神奈川県のように都市近郊ですら落第点。となれば、もうその他の地方では無理です。検証チームは、日本中どこの地域だって実現できないような無茶な提案をしています。

平田▶それは一つの大きなテーマになっていました。検証チームの中で少なくとも結論が出ているわけじゃありませんし、出せるような問題でもないですけども、検証チームの中で出た議論は、具体例を挙げれば、今回の入院病院の近くとは言わないけども同じ県内に県立の薬物医療の専門病棟を持った病院があるではないですかと、そこと何か連携することは考えなかったんでしょうかということは、病院側に検証チームのほうから投げかけているんです。返ってきた答えは、全くないと、実績もないし、発想がなかったような感じですね。

太田▶ああそうか、なるほど。

平田▶それから、薬物依存研修コースを幾つか国でつくっていますよね、国立精研とかで。

太田▶はい。

平田▶そういう研修コースに医者なり看護師なり多職種で研修を受けるコースがあるんだけども、そこにも1人も出てないんですよ。そういうことがやはり問題になってこういう書きぶりになっちゃったんだと思います。

　ただし、そういう研修を受けたとしても、あるいは専門病院との連携が

あったとしても、物質依存ケースのみの人に対して、例えば退院した後のフォローアップに関しては少なくともやれることはほとんどないわけですよ。我々は、ほとんど丸腰に近い状態で在宅ケアをやらなくちゃいけないという現状の上で、それをやはり強調すべきではないかと思うんだけども、それを書いてしまうと言いわけになってしまうんで、医療側からの言いわけはほとんどカットされていますね。

井原▶議論の流れで、いつの間にか医者を懺悔させることが自己目的化しています。でも実現不可能なことを報告書に書かれたら、現場は混乱するだけですよ。混乱の責任は検証チームにあるでしょう。

平田▶そういう意見ももちろん出ていました。だから、精神科医である委員からはまとめの段階でこういう病院を指弾するような書き方はやめてくれということを申し入れているんですよ。

太田▶ああ、そうなんですね。

平田▶医療側はそういう言い方をしているんだけども、言ってみれば公論に押し切られたような格好です、これはね。

太田▶なるほど、そうだったんですね。

井原▶物質使用障害の治療がないがしろにされていることは確かです。不熱心な医者にも問題があるし、診療報酬をつけていない厚労省にも問題がある。検証チームに物質使用障害の治療に熱心に取り組んでいるメンバーがいて、彼はつねにこの問題に頭を悩ませていた。でも、それは今ここで議論すべき問題でしょうか。物質使用障害の治療を行っていたら事件が防げたなんて、何の根拠もありません。勇み足だと思います。

太田▶うーん、物質使用障害の治療って措置入院という枠にはあまりしっくりこないんですよ。措置入院って強制治療ですよね。物質使用障害を強制治療でやることには限界がありますよね。物質使用障害自体はやはり患者さんの自発的な治療動機に基づいた枠組み中で行われるのが本来の筋なので、だから措置入院の期間中に物質使用障害の治療をしなかったから、とがめられるなんておかしな話なんですよ、そんなのは措置を退院してか

ら本格的に始まるんだから。措置を退院してからのやり方がまずかったというならともかく、措置入院の、あの入院期間中に物質使用障害の治療までやれというのはなんかおかしいですよね。

平田▶措置入院という側面と急性期治療という側面と両方入っていますけども、急性期治療の観点からもいっても、物質使用障害って依存性そのものを治療の対象にするわけにはいかないというのが我々のコンセンサスだと思うんですよね。

　急性薬物性の精神病性障害であれば、これは我々も治療手段を持っていますし、見通しも立ちます。そこは我々の責任守備範囲だと思うんだけども、それが終わった後の依存症の治療に関しては、少なくとも急性期治療のターゲットではないですよね。ただ、措置はもっと守備範囲が広いですから、精神障害であればいいわけだし、自傷他害のおそれがあればいいわけです。建前上は精神障害の中には物質使用障害もれっきとして含まれているわけです。精神病質や知的障害も入っているしね、ものすごく広いわけですよね、対象がね。急性期治療というふうに限れば、物質障害であるとかパーソナリティー障害、知的障害ってあたりは対象外というふうに考えるのが筋だと思いますけどね、そこはちょっとダブっちゃったんですよね。

太田▶このケースの場合に薬物依存症に対する治療を考えるとして、僕なんかのスタンダードで流れを想定すると、まず精神病状態で入院しました、どうも薬剤が関連したような精神病症状があるように思います、と入院治療が始まります。それが13日たったら消えたので、措置を終了しました。措置終了後は入院継続ではなくて退院することになったんだけども、その場合プログラムのある病院に4週間か8週間の入院をさせてもらってスタートするのか、それともそういう専門病院の外来に行ってもらうのか、それとも自分の病院の外来に来るのかということを本人と相談して決めるという話ですよね、通常は。

平田▶そうですね。

太田▶そこはあまり考えないで、普通に外来で引っ張ったのがちょっと弱

かったかなとは思うのですが。

中島▶多分、ある程度、提示はしているんですよね。だから、僕はここの人たちがちゃんとやってなかったというふうにはあまり思ってないんですよね。

太田▶僕も思ってない。

中島▶太田さんとは少し違って、措置入院で依存症の治療をしないかっていうと、僕は必ずしもそうは思ってないです。ただ、依存症が続いているからといって措置入院を続けるのは、これはおかしいと、これは僕も思います。ただ、措置入院って本当に依存症の治療を始めるとってもいい取っかかりになることがあるんですよね。もちろんそれが例えば3カ月のクール使っている病院が、それは3カ月いなきゃ措置解除しないよって、そんなことしたらおかしいですけど、最初に例えば集団療法に1回だけ出てもらうとか、それでやはり印象変わる人って結構いるんですよね。そういうようなことを措置入院中にでももうちょっとできればいいなというふうには、我々は思ったりはしています。それは別に全国のスタンダードにするのがいいと私は全然思いませんけど。

平田▶急性期治療の範囲内でも依存症の治療の取っかかり、導入ぐらいからやっとくべきだろうという議論が、これはこの事件の前からあったんですよ。危険ドラッグがわあっと出て、今、終息しましたけど、あの研究の段階で実態調査すると救急病棟では急性期の精神病性障害の治療しかやってないとこがほとんどなんですよね。隣に専門病棟がありながら、ほとんどコンタクトがないんですよ、病院の中でもね。そういう現実がわかってきたし、入り口が違うとやはり中身が違ってきちゃう、縦割り行政みたいになっちゃっているんですよね。

　だから、急性期治療の段階で依存症治療の導入ぐらいはやりましょうという機運は起こってきますよ。その方法論もちょっとずつできてきているところにこの事件が起きてきたというのはありますよね。

太田▶僕は古いタイプの依存症の医者なので、やはり仕切りをちゃんとし

た方が依存症の治療はうまくいくと思っているから、薬物療法中心とか、そういう急性期の治療を終わったところで、「さてここからどうする？ 依存症の治療やりますか？」と仕切らないと、何か治療がうまくいかないような気がしているもんですから……、古くてすみません。

平田▶急性期治療というのは原則、行動制限を伴う閉鎖病棟での治療が主体ですから、そこでは薬物依存症の治療をやろうたってできないわけで、言ってみれば禁絶処分と同じなわけですよ。そこで依存症の治療をやるというのはそもそも矛盾しているわけで、フリーになってボランタリーに治療を受けるかどうかというところで初めて真価が問われるわけで、そこにどうつなげていくかですよね。

太田▶その通りです。

平田▶そこのつなぎがうまくいってないというのは確かなことですからね。

太田▶強制入院していて、何日か経って状態が改善して「明日からもう自分で決めてもらいますよ」という話をするところ、そこがかなり依存症治療の重要なポイントなので、そこが大事なんですけどね。

　さて、報告書では入院中に依存症の治療が、もしくは外来での依存症の治療が不十分であるという書き方をされて、それが再発防止に役に立つのではないかとされているところがやっぱりまだ少し気になるんですが。

7 ●医療側は責任を問われるべきなのか？

平田▶いや、これはね、この事件にかかわった当事者ね、行政にしろ医療機関にしろ、個別の責任を問うべきではないというのが検証チームで一貫して言われたことなんです。これはどこに行ったって起こり得る問題で、制度的な問題がたまたまこういう事件に結びついただけであって、そこをスケープゴートにされたんだろうなというふうな意見は、少なくとも医療側の構成員の中でのコンセンサス。ただ、それはこれに書き込むわけには

いかないものだから、こうなっちゃったんです。

太田▶あらわれてないですもんね。

平田▶それは弁明しておきます。

井原▶でも、あのチームの中には刑法学者だってまじっている。刑事政策とは別個に、医療単独に治安の責任を担わせることは、人権上の重大な問題があるのに、座長を筆頭に刑法学者たちは精神科医療を一方的に断罪している。彼らの頭には人権という概念はないのでしょうか。私も新聞で書きましたけど、この問題は、刑事政策と精神保健政策の両者が共同して解決すべきであり、しかもどちらかといえば、精神保健より刑事政策の問題です。だからこそ検証チームの中に刑法学者を加えたのです。で、精神科医たちはそれなりに精神保健政策を考えました。でも、刑法学者は刑事政策について何の提案もしませんでした。刑事政策を欠いた「片翼だけの飛行機」のような報告書ができました。これでは治安は守れない。人権も守れない。

平田▶座長は比較的、医療との対話はきっちりしている人ですけどもね。研究会も前から主宰してますし、精神科医と刑法学者との対応の場のリーダー的な存在であるんで、医療の論理、あるいは事情というものもある程度はわかっている人なんですけどもね。ただやはり、この検証チームの要するに限界というかね、目的がはっきりした検証チームですから、全てはそういう目的のために集約されるような流れをつくらざるを得なかったんだというのは事実なんですよ。

中島▶そういうのはスタートラインが確かに難しいというか、いや、そもそもこれ厚労省の中につくられた再発防止策検討チームって名前になっているんですからね、だからそういう意味では最初から難しかった。僕も座長のことはよく知っていますけど、別に弁護するつもりは全然ありませんけど、相当難しかったんだろうなと思います。

　でも、井原さんの言われることもまさしくそのとおりで、この再発防止検討チームというふうにしながら、精神科医療のことを、ほかのことも語ったんでしょうけど、かなり中心的にして、少なくとも報告書はそっちが

ものすごく大きなアンテナを指しているということで、今まさに精神科医療がやり玉に上がっているわけですね。そうじゃなくて、例えば警察庁の中にこういう担当をつくって、それで精神科の委員は1人ぐらいいるぐらいとか、そんなほうが本当は正常だったような感じがしますよね、確かにね。
太田▶その通りですね。でも、いざそうなると、僕たちは「もっと精神科医を入れろ」と言ったりするかもしれないけど。

　僕も、この報告書の前に出た中間取りまとめを見て一番気になったのは最初のページでした。へえ、これ厚生労働省を中心にやっているんだというのがなんといっても一番の感想で。さっき井原さんがおっしゃったとおりすっごい引っ掛かってしまって……。
井原▶精神保健政策だけならば、そこに刑法学者は必要ありません。刑法学者を交えたのは、これが健康政策だけで解決できないからです。だけどその刑法学者が専ら精神保健を断罪し、精神保健のみに事件防止の責任を帰す立場に身を置いています。刑事政策を立案すべきみずからの責任を果たしていません。

　この山本座長が刑法学者町野朔氏の直弟子であるということに、私は精神科医として重大な脅威を感じています。町野朔氏は、保安処分反対を言い続けていながら、医療観察法ができた途端に「疑わしきは医療に！」と言い始めました。保安処分に反対することで刑事政策を放棄し、そこに生じた問題のすべてを「疑わしきは医療に！」の一言で精神保健に押し付けようとしています。精神科医としては、このような刑法学者の暴論こそが精神医学の濫用につながることに最大限の警戒をすべきです。
太田▶うーん……。
平田▶医療観察法ができて医療のほうにシフトし始めた弁護士にも似たようなことが言えますよね。医観法の医療が事前の予測よりも見た目、立派なものができちゃったせいもあるんだと思いますね。
太田▶見た目がね。
平田▶見た目は立派だけれども人里離れた山の中に御殿をつくっちゃっ

た、そういうところもありますよね。
太田▶まあ、その話になると話が広がってしまうんですけども、でも中島さん、何か言いたいことが……。
中島▶いやいや、精神科医というのは鬱病の病前性格みたいなところがあって、みんな自責的なんですよね、精神科医療のことを責められるとみんな自分たちで何とかして、自分たちが悪かったなってみんな思うんですよね。

例えば責任能力が問題になっても、精神科医たちは自分の問題としてやはり扱うんですよね。だけど、実はこれ刑法の問題なんですよね。あんたらがしっかりしないから、こんなの我々に降ってくるんでしょっていうふうに僕らは言うべきなんですよ、刑法学者に。刑法の例えば古く言うと新派旧派の争いとかいって、あのぐちゃぐちゃがあって、ぐちゃぐちゃの中でぐちゃぐちゃが全然解決されないままに後期旧派なんていうのが出てきて、それで実務はまた実務で全然別にやってくとかいうのがあって、そういう中で、そういうおまえらがぐちゃぐちゃやっているからいけないんでしょって精神科医がみんな言えばいいけど、精神科医はどっちかというと自分の責任だと思っちゃうんですね、みんなね。

太田▶そこはおっしゃる通りです。
井原▶例えば警職法3条の場合、同法で保護した事実を簡易裁判所に届ける。24時間を超えた場合は簡易裁判所宛てに書面で許可を申請しなければなりません。つまり、警職法3条のたった24時間の予防拘禁ですら裁判所が入っているんですよ。措置入院に関しては期間が無制限である上、裁判所のチェックがかかりません。つまり、拘禁する側のアクセルはふかすことはできるけど、人権を守るためのブレーキがきかない。措置入院とは、「逮捕状なき逮捕、裁判なき無期限拘禁」であり、司法のチェックがないままに精神科医が単独で身柄拘束を行ってしまう、考えうる限り最悪の予防拘禁制度であり、最悪の保安処分なのです。
太田▶一応、コートの形をした精神医療審査会というのはあるはずなんで

すけどね、十分に機能していないのが残念です。
　それで、今、診療の中身に関しては依存症の治療に関しての問題が多少話題になったんですけども、今回のことで入院中からこんな対応をする必要があるのではないかということが言われたりしています。それはさっきの措置入院が取り残されていたという平田さんのお話にもあったように、退院後、生活環境相談員であったり、退院支援委員会であったりというのが、医療保護入院には25年改正からできたんですけども、措置だけが取り残されていました。その辺に関してここでフォローされるのは悪くはないとは思うんですけど、その辺はどうでしょう？

8 ●「出口」に関する議論

中島▶例えばうちみたいに年間50件とか措置を受けていると、別にやること自体はやれますけど、そうすると退院が遅れますね、明らかに。例えば3週間ぐらいで退院する人はざらにいるわけなんですけど、例えばちょっと離れたとこの保健所の人、来てくださいと言うと、例えば予定はといって2カ月先になるとかいうの、これもざらにある話ですね。だから2カ月先になっても必要な人は僕はやったらいいと思うし、それはやっていますけど、先ほど言ったように何でこの人、措置入院になったのって人も含めていますので、そういう人をみんな2カ月置いとくというのはやはりおかしいですね。だから、理念とか内容を全然置いといて、実務的にいってむちゃだなというのが率直な感想です。
太田▶平田さん、この辺は何か議論がありましたか？
平田▶それは私も言いました。一律にこういう律速段階のようなブレーキをたくさんつくれば、それは退院も遅れるし措置解除も遅れるわけですから、不必要な措置入院期間が延びる可能性がある。だから選択をすべきだろう、選択して仕分けをして、重点的にケアなり連携が必要な人をきちっ

と選択して、集中すべきだろうという意見を出したんですけど、それやると、これは施設によって選択基準がみんなばらばらになってしまう可能性もあるから、原則は1本でいきますというふうに押し切られちゃった……。
太田▶押し切られちゃったんですね。
平田▶はい。
井原▶その場合、精神保健福祉法の29条との兼ね合いはどうなるのですか。29条には、「直ちに、その者を退院させなければならない」とされています。自傷他害のおそれがなくなれば、直ちに措置解除しなくてはいけない。なぜ「直ちに」なのか。措置入院が行政処分入院という強い人権制限だからです。法的拘束力をもった強い人権制限については控え目でなければいけない。謙抑主義というか最小限主義というか、「最小限の必要悪」という考えだったのです。だけど、こんな制度を作ったら、本来、直ちに退院させなければいけないはずなのに、やれ「調整会議が不十分だ」、やれ「支援計画に不備がある」とか、適当に言えば、事実上無期限の予防拘禁が可能です。これでは精神保健福祉法29条の本来の精神から大きく逸脱してしまいます。
平田▶そうですね、今の29条の構造は、入り口は比較的敷居を高くする、出口はできるだけ下げましょうと、さっさと出しましょうという構造になっているわけですね。
井原▶そうですね。
平田▶だけど報告書では出口のハードルを上げる格好になっちゃっているんですよね。法の条文でいえば、自傷他害のおそれがなくなったと判断した場合は直ちになんだけども、判断するまでにこういうことをやりなさいというふうに詰め込んでいると言いわけするでしょうね。判断するまでに調整会議を開き、ニーズアセスメントということをやりなさいというふうに言っているわけですね。だからそこで措置不要となったら、それは直ちに解除してくださいというふうに言うと思いますけどね。

　でも、現実問題としては中島さんが心配されているように、非常に事務的に煩雑になるし、大変なのは行政ですよ。行政が音頭をとって保健所が

音頭をとって調整会議を開き、措置解除の判断を委ねられたら、その解除決定するまでまたいろんな意見を聞かなくちゃいけないということで、責任がすごく重くなる。だけども、人員は限られていますし、それから、東京もそうですけど、我々の病院だって年間100件近い措置入院があって、しかも遠隔地に退院する人が結構いるわけですよ、大阪とか宮崎とか北海道から九州まで患者が来るわけですよ。成田空港とディズニーランドがあるせいなんだけど、東京はもっとすごいでしょ。

中島▶うちは皇居に突っ込む人が来ますから。

太田▶皇居界隈多いですよね。

平田▶集まってくる人たちを退院させるのに、わざわざ遠隔地の機関と調整しなくてはいけないわけですよね。そういうケース、珍しくありません。外国人だっていっぱいいます。旅行者だっているわけで、そういう人たち全部しゃくし定規にこういう会議をやっていたらパンクしますよって話をさんざんしてあるんですけども、いかんせん兵庫県が一つのモデルになっちゃいました。措置入院が年間58件しかない県がモデルになって、あそこは全例をそのままフォローしていますって話になったもんだから、こういう結果になってしまったということです。

　でも、恐らく実務の段階ではもっと緩めなきゃ制度は変わりませんからね。措置の多いところに相談員たくさんつけてくれるかといったらそんなことしてくれるわけはないのであって、制度の運用のほうを多分変えることになると思いますけどね。

中島▶ただ民間委託というのが、あれがちょっと気になっているんですけどね。

太田▶僕も同じでものすごく気になっています。その話はまた後で触れるとして、まず退院支援委員会と、それから調整会議の話からしましょう。調整会議なんかはやり方によっては邪魔にならないというか、可能性としては役に立てることもできるかもしれないけど、でも行政の長が退院を決定して、疑義があれば精神保健福祉センターの精神科医に聞いて云々

というところ、これはもう明らかに退院のハードル上げるということですよね。

平田▶今までも法律上関与する権限はあったんですよね。

太田▶もちろん。

平田▶知事が措置解除の権限を持っていたわけだけど、実質的には消退届を出す医者が、そこがもう決定のポイントになっているんで、それを法律でしゃくし定規に解釈して、最後のところでハードルを上げましょうっていうことになった。

太田▶しかも疑義がある場合にと書かれたりすると僕たちもつらいですよね。

井原▶例えば首都圏のように県知事の発言が、常に新聞やテレビのワイドショーで話題になるような場合、知事は有権者の支持を得なければなりません。有権者を前にして断固とした姿勢を示す必要がある。「この人物危険だ！」という民意があれば、知事としては「精神科医が勝手な判断で退院させないよう、十分監視しなければならない」という姿勢になります。民意が「危険な患者を退院させるな！」という方向で動いた時こそ、措置入院の最大の危機です。今は大衆民主主義の時代です。措置入院制度の問題は、行政処分による入院だという点です。決定権者は知事です。精神保健指定医など所詮は、知事の助手です。人々が治安の脅威を感じる。民意が動く。行政も動かされる。こうなると行政は「退院を許可しない」方向で動きます。ひとたび行政がアクセルを踏んだら、もう誰もブレーキを掛けられません。危険極まりない。

　例えば裁判所がかかわっていたらどうか。裁判所は、知事が何と言おうと裁判所の観点から見て人道上、これ以上拘禁延長は許されないと思えば、「退院！」です。これが三権分立ということの意味です。行政単独では無理です。常にメディアにさらされています。行政は、メディアが取り上げ、主権者である国民が不安がって、民意の圧力がかかればいとも簡単に暴走します。措置入院制度のせいで、「ブレーキなきアクセルのみの予防拘禁」

が暴走することになります。

中島▶それは、なるほどなと思うんですけど、では、司法もそれは大丈夫かというふうに言われると、例えば医療観察法の審判なんかでも裁判官が変わった途端に退院に前向きになるなんていうことはざらにあるんですよね。

井原▶新任の裁判官はこれまでの経緯とか、知事の思惑とか、役所のコンセンサスとか、そんな空気を読まないで、「これもう退院でしょ」とシンプルに言う。裁判官は行政から独立して、純粋に法的判断ができる。行政は常に空気読んでいます。政治家だって有権者の意向を気にしています。大衆民主主義の時代に有権者たる大衆がどんなふうに思っているかについて常に意識しています。そうしないと選挙に受かりません。だから結局、民意に翻弄される。でも、裁判官は空気読みません。独立した裁判所が司法権を行使することの意義はここにあります。

太田▶中島さんが言おうとしたのは、裁判官もピンキリでいろんなのがいるよという話ですよね。

中島▶いろいろいます。裁判官は基本的には、官僚組織なので、あそこは最高裁の顔色を伺っているわけですよね。だから、その中で必ずしも大衆とは違う判断が出ることはあります。

平田▶確かに退院のハードルが上がったのであれば、その独善的なことに固定しないようなシステムは、今でもあることはあるわけですよ。それを強化するというのを考えなくてはいけない。例えば精神医療審査会というのは、退院請求を審査して、措置入院患者から退院請求や処遇改善請求が出るわけだから、それを審査するときにハードルが高くて、これはやはり医学的に見て措置入院継続の対象にならないとなったら断固として退院命令を出すというふうなことを求められる場面が出てくると思います。そこまで決意できるかどうかですね、今の審査会が。

太田▶日本で精神科の医療の決定に関してね、医療観察法以外では裁判所が絡んでないのに、一応よしとしてもらっているのは、精神医療審査会が

コートのようなものであるという前提があるからですからね。
平田▶それと弁護士による請求もちょっとずつふえているんですよ。
太田▶最近増えましたね。
平田▶だから本人や家族だけではなくて、弁護士がちゃんとついて、それで退院請求をすると、それが一つの歯どめになるかなという感じはしますよね。
太田▶それで、そういうふうに幾つかの制度が実際にこの事件を契機にして、つけ加えられようとしていて、それが来年度の精神医療保健福祉法の改正に実際にあらわれてくるのではないかなというふうに思われています。今の退院決定の手続に関しては、実際に結構変わってくるのではないかなと思っているんです。今、言われているのは入院中、退院前から行政が関わりを持ち、それから退院後にもどこかの部署がちゃんと責任を持ってフォローアップをしましょうという話になっています。残念ながら措置入院に限っての話ですし、しかも公的な機関が頑張るのかなと思っていたら、どうも民間に投げてもいいよというふうな、もうとんでもない話が出てきたりしているんですけど、その辺いかがでしょうか。何か御意見ありましたら聞きたいんですけど。

```
9●退院後のフォローアップ
```

平田▶一つはCTO（community treatment order）ですよね、強制通院制度という話があって、これはこの事件の直後から、主に政府サイドから出てきた話なんです。しかし、検討チームの中では早々にその制度の導入は無理ですよという話になりました。今の制度の中でも無理やり使おうと思ったら仮退院制度があるわけですけどもね。半年間この制度を使う手もあるんだけども、これを持ち出すのは、蔵の中にしまってあって、ほこりかぶってさびついた刀を持ち出すみたいなもんでこれも無理だろうとは思って

いたんですけど。強制通院は多分制度的に無理でしょうという話があって、では、それにかわるべきものとして、現行制度の中で使える制度等の手直しをこの中に盛り込んだということになるわけですよね。

やはり行政、具体的に言うと保健所の精神保健福祉活動のパワーアップをどうすべきかというところが一番、我々が検討チームの中で目指した獲得目標ですよね。

太田▶そうか、そうなんですね。

平田▶そこに焦点化すれば、この報告書を書いた意味があるけども、それが実現しなかったら有害無益な報告書でしかないと思います。

太田▶平田さんに突っ込んで申しわけないんですけども、そこを目指したのが、なぜ垂直型の民間に委託するような話になってしまったんですかね。

平田▶それは、それができるようなクリニックがすでに登場していた、ということが大きかったでしょうね。民間病院だってちゃんと補助金なりを出してくれれば、自分たちも手伝いますよという話ですよね。

太田▶この報告書の12ページの真ん中にあります。国の支援のもと、保健所や精神保健福祉センターの人員体制の充実や専門性の向上を図る必要があると。ここまでは良いです。問題はその後で、保健所設置自治体の地方による地域の精神科医療機関と公的及び民間への委託などについて検討、という書き振りです。いきなり民間委託はないですよね。

平田▶まあ、これはだから公的機関のパワーと、スタンスといいますかね、公務員の人たちもいますから……。

井原▶民間委託が登場するのは問題になりますか？

太田▶そうですね。今まで日本の精神医療の歴史は、入院医療において公的機関がサボって全部民間に投げてきたわけで、それの弊害がたくさん出ています。今日それが、地域で、外来や往診で医療を提供していこうという状況になっていて、そこでもまた公的機関はサボって、民間に任せるのか、ということです。初発例や中断例はもちろんだけど、退院後のフォローだって民間だけでできないところがあります。そこをサボって民間に最

初から投げようと思っているのはどうしても気になります。

　さっき中島さんが保健所の現状を嘆いていたけど、これをきっかけに、本当に保健所に頑張って欲しいんですよ。そうでないと、地域精神科医療は立ち行かないです。

井原▶民間でも、自分たちの仕事が公共的なものだという意識を十分持ってやっているところもあると思うんですけど、それでもやはり民間よりもパブリックなものに託すべきですか。

太田▶はい。僕はそう考えています。

平田▶特に入り口のところだと思いますけどね、それはね。この文言はアウトリーチという補助線を1本引くと少し話がわかりやすくなります。要するに退院後のフォローアップで一番困るのは、中断したときにどうやって医療に引き戻すかという、そのことですよね。だから本人に来いとか、家族に連れてこいというのはなかなか難しい場合があるので、そういうときにこっちから自宅へチームが出ていって説得するなり、最終的には強制入院も含めて権限を持たせるべきだという考えがアウトリーチの中に、医療アクセスの手段として入っているんです。今の移送制度はもう入院目的にしか書かれてなくて、47条の地域精神保健活動との間に乖離があるわけですよね。そこを何とかしようという議論が一応この議論の出発点になってはいるんですよ。

井原▶アウトリーチは、民間では難しいのですか？

平田▶ポストホスピタルに関しては民間でもいいわけですよ。治療関係ができていて診療報酬の中でそれができればいいんですけども、プレホスピタルの段階で治療関係がないところでは民間はやはり原則、医療行為としてできないわけですよね。まだ病名もついてないし、患者かどうかわかんない人に無理やり土足で踏み込んでいくわけにはいかないわけですから。土足で踏み込むのは行政でもできないんだけども、そこのところで行政サービスとしてのプレホスピタル、あるいは受診前のアウトリーチサービスと受診後のアウトリーチサービスを制度的に分けなければだめだというの

が私の持論ですけどね。
太田▶数的に言っても、行政だけで全部やり切るのは無理ですから。
中島▶だから公的なところがやはりちゃんとかまなければいけない。行政的なものがあるべきだと思うんですけど、こういうことがすぐ曖昧になるんですよね。例えば民間業者による移送もそうですよね。本来、移送制度ができてそれがきちんといろんな意味で平田さんのおっしゃったようなことも含めて、機能しているのであれば要らないはずなんですけど、現実にはそうはなっていない。

　もう一つ言えば、例えば今、成年後見で後見人をつけちゃうと介護保険が後見人との契約でやれて、行政措置でやらなくて済むので、そういう意味でも行政は手を抜くことができる。行政は手を抜くことを非常にいっぱい推進していて、精神科医はそれにすごくやはり、何ていうか、応えてきているという部分がありますね。
井原▶行政が手を抜けば、そこにやはり貧困ビジネスとしての地域精神医療ということを、そういう下心がある人間にとってはおいしいことになってしまうがゆえに危険という話ですよね。
中島▶そうですね、はい。
井原▶私は特段、そういうクリニックを弁護するつもりはありませんが、そういうクリニックが頑張らないと、ある種の患者さんたちは結局刑務所に入ることになるでしょう。刑事政策の側からすれば、刑務所内ではなく、社会内の処遇を推進すべきです。

　そういったことを考えれば、地域精神保健の中に民間も加わって入っていって、そうやってほっとけば万引きして刑務所に入るような人を何とかして地域で暮らせるように仕組みをつくることは必要だと思うんですよ。
平田▶その辺りはパブリックだからいい、民間だからだめっていう論理ではなくて、どういうシステムを組むか、どういう制度設計するかによると思うんですね。公的なところに頼ればレギュレーションはききますけども、仕事しなくなってしまう人が出てくる、形骸化しちゃうんですよ。縦割り

行政の弊害もあるしね。
井原▶今回の件に戻すと、こんなふうに保健所の役割を強化するってことってできるんですか。
太田▶しないといけません、本当にしないといけません。保健所の強化は絶対必要ですよ。
井原▶保健所の人たちが過労死するのではないかという余計な心配が。
平田▶うん、過労死しますよ、このままでいったらね。
太田▶だけど、保健所が仕事しなければいけない、人を増やさなきゃいけないと誰かが言わないと人は増えないんだから。もう減る一方ですからね。
平田▶保健所はもう今回のこの事件を機に、機能強化ということに向けて流れが動いていくことに期待していますし、当然利用するべきだと思います。いろんな問題がここに絡んできて、例えば千葉県の保健所ですと警察官通報の発見通報がやたら多いんですよ。だから、それは何とか通報基準を変えてくれというのはあります。その対応でもう忙殺されちゃって、フォローアップにまで手が回らないって悲鳴があがっちゃっているんで、そういう問題も絡んでくるんですよね。人を増やすだけじゃなくて、そのシステムを変えていかなくてはいけないです。

10●まとめに代えて

太田▶さて、本日の座談会は精神科医だけ4人に集まっていただきました。そのため、相模原事件に関する座談会であるにもかかわらず、当然のように措置入院の話題に集中してしまいました。

　最後に皆さんにひとことずつ話していただいて終わりたいと思っているのですが、最後はこの事件に絡んで措置入院のこと以外でもいろいろと考えられたことがあると思うので、それを自由にしゃべっていただいて終わりたいと思っています。

では、平田さんから。

平田▶きょうは入り口問題が中心でしたね。報告書は出口問題が中心なんですけど。措置入院中の医療の中身に関しては物質使用障害治療の問題が論点になったものだから、そのことに集中しちゃったんですけども、やはり一番大事なことは、入院治療中にどんなサービスが提供できるかということです。それがフォローアップにもつながっていくわけで、そこの基準が今は非常に曖昧なわけですよね。措置入院の指定病院というのは全病院の7割が大体指定病院なんですよ。つまり非常に緩い基準しかない。そこの中身をどうつくっていくのかということをやらない限りは、入り口と出口だけのことを論じてもバランス悪いと思いますよね。

　もっと具体的に言うと、措置入院を受け入れるような病院は、今の指定病院の基準よりもっと厳しくすべきだと思います。精神科救急学会は高規格病棟という言い方していますけども、人もちゃんと配置して、設備もちゃんと整って、それから入院治療の周辺のいろんなサービスもちゃんと整っている、そういうところを限定して措置の指定病院にすべきだろうと。ゆくゆくは措置入院だけではなくて、非自発的入院は全てそういう高規格のところで、行動や市民権を制限するかわりに良質な医療を提供するという、この常識をもっと普遍化すべきだろうというふうに思います。

太田▶平田さんは以前から措置入院の指定病院については高規格化を言っておられて、僕は大賛成なんですけども、実現に関して、できるの？　という意見が出てきますよね、現実的に。その辺についてはどう考えていますか。

平田▶だって全国で年間7,000ぐらいしかないんですよ。

太田▶措置入院はですよ、でも医療保護入院も含めて。

平田▶あ、そこまで広げたらまた別問題になりますけど、措置入院に関しては高規格の病院、例えば救急病棟を持っている、あるいは16対1以上の急性期治療病棟を持っているという病院に限れば十分、受け入れ可能だと思いますね。措置入院の入り口と急性期の治療に関してはね。その後のフォローに関しては、その病院だけに全部責任を負わせるわけにいきません

けども、措置入院に関してはできると思います。それから、医療保護入院は、年間17万件ですからね。これを全部高規格にまとめろというのは多分無理だと思います、今の段階ではね。

太田▶それを実現していくビジョンというのを何かお持ちではないですか。

平田▶一応考えています。措置指定病院を限定するって、一つの取っかかりになるのではないかと私は思っていますけどね。それをもっと、非自発的入院全般に普遍化していくとしたら、もう少し制度を変えなくてはいけません。まずは高規格病棟の配置が非常にふぞろいですから、一つも救急病棟を認可していない県がまだ6県もありますので、医療計画の中できちんと二次医療圏、あるいは精神医療圏ごとに高規格病棟を必ず配置するというふうな制度設計をしなくてはいけない。

　それから、医療保護入院の要件をもっと厳しくして、件数を減らさなければだめでしょう。

太田▶おっしゃるとおり。

平田▶悪いけども、病院は公私を問わず経営的なニーズに縛られていますよね、どうしてもね。空いているベッドをつくると経営が危なくなっちゃうわけですから。そういう現実を直視した上で、そんなに病棟を持たなくても病院経営が成り立つような医療制度をつくっていかなくてはいけないし、そのきっかけになれば役に立つ報告書になるのかなと思っています。

太田▶なるほど。井原さん、いかがですか。

井原▶措置入院とは「逮捕状なき逮捕、裁判なき拘禁」です。「他害のおそれ」に対する措置入院とは、かつて保安処分反対論者が反対したところの「予防拘禁」そのものです。本来必要なのは、治安のための警察、人権のための司法、健康のための医療の3つです。このまま措置入院制度を温存すれば、医療が治安も人権もすべて担わなければならなくなります。実際には、社会の安全も、対象者の人権も守れません。予防拘禁は長期化するでしょう。私はこの制度を治安目的に拡大使用することに反対です。精神科医は歴史という法廷に立たされる覚悟があるのでしょうか？

太田▶例えば、僕は自傷他害の要件、自傷他害を強制入院の要件にすることに実は反対なんです。障害者権利条約の理念から考えるとあり得ないと思っているんですけども、井原さんは非自発的入院、強制入院に関してはどういう方向に、どういう形に持っていくのが一番いいと思っていらっしゃいますか。

井原▶予防拘禁の制度としては、措置入院のほかに、医療観察法入院と警職法3条がある。警職法3条は予防拘禁の制度だからこそ司法のチェックを受ける。医療観察法もそういう立て付けになっていますよね。これらは法制度上、司法のブレーキがかかっているのに、措置入院にはかからない。制度として杜撰すぎる。諸外国の制度と比較してみても、現行の措置入院以上に危険きわまりない予防拘禁制度はないと僕は思いますね。

太田▶なるほど。中島さん、どうでしょう。

中島▶僕もいろいろあるんですけど、例えば共生社会のお話も言いたいことがあるんですけど、それはとりあえず置いといて、きょうの話の中で少し関連があるところとすると、報告書の中には医療観察法の制度を参考にしてとかいうのが書いてあって、僕はこれは全然ナンセンスだと思っています。そもそも医療観察法のやり方、慢性期の人をものすごい長く見てやっていく制度で、少なくとも措置入院を救急的に利用している部分からすると全然時間の流れ方が違いますね、全然参考にならない。しかも医療観察法のこのチーム医療がよく機能しているというようなことも書いてありますけど、全然よくなんか機能していなくって、あれだけもう何年も前から均てん化、均てん化なんて話が医療観察法のレベルで出てきて、それでもなおかつ全然退院が出てないような指定入院医療機関があるような状況のもとで、だから私は医療観察保護制度を参考にしてはいけないというふうに思います。それは私の個人的な意見ですけどね。以上です。

太田▶さっきも言いかけた共生社会の話は？　全然出なかったから。

中島▶うん、やはりああいう施設があってしまうことの問題で、だけどそれは余り強調しても、やはりそこで働いている人がいて、矛盾を抱えなが

ら働いている人がいて、この彼もその1人であった可能性は十分あるわけなんですけど、そういう中で、やはりああいう発想が出てきてしまうことに関して、それも社会に基盤があるわけですよね。例えば、この報告書では措置入院の中のあり方とか、医療の内容とか退院後であるとか依存症のことだよとかそういうのはいっぱい書いてあるんだけど、例えばじゃあ共生社会の実現に向けて何を具体的にしていくか、具体策が実は何ひとつないですよね。

太田▶少しだけありますけど……。

中島▶まあ、でもないに等しいですよね。だから、やはりこのあたりは非常にアンバランスさがありますよね。

　だから、恐らくこれはもうやはり僕らの専門外のことになってしまうけど、教育であるとか、そういうことの影響が大きいんだとは思います。そういうことを含めてもちゃんとやってほしいですね。例えば、今、先ほど私がこの検討チームを警察庁の中につくったらというふうに言ったけども、例えば文部科学省の中につくるとか、教育にある程度責任を持つところがちゃんとこういうところに関してどういうふうにしていくのかということ、ちゃんと提言出すとか、そういうことのほうがより建設的であったのではないかなというふうに思います。

井原▶障害者との共生というのが、最大の課題でしょう。現在、日本社会全体が超高齢化していて、高齢者とどう共生するかというビッグクエスチョンがある。日本全体が高齢者という障害者との共生のことで頭がいっぱいで、お金もそっちに持っていかれますよね、どうしてもね。だから、重度精神障害者とか重度知的障害者の問題はどうしても後回しにならざるを得ないのでしょうね。

中島▶問題が似ているところはあるんだけど、ちょっと違うところもあって、というのは、高齢者はいずれ死んでいくんですよね。ただ障害者は若い人が結構いるので、だからそこの問題は、井原さんがおっしゃるように近いんですけど、ちょっと違うところがあるんですよね。

太田▶もう一つの違いは、みんな高齢者になるとは思っているけども、みんな障害者になるとは思っていないかもしれないから、それは非常に大きいかな。

中島▶例えば精神鑑定の状況でいうと、訴訟能力に関しては知的障害の人って訴訟の能力って本当に認められにくいんだけれども、認知症の人って簡単に認められますよね、どうせ死んじゃうから。だからそういうところはあるので、ちょっと話題はずれますけど、だからやはりそういう意味で御老人のことというのは大事なんだけども、やはりこれお金の問題とかなりリンクしていて、障害者の問題って、お金の問題もそうなんだけど、やはりどういうふうに向き合っていくかとか、どういう場を一緒にしていくかということと非常に重なっていきますよね。

平田▶社会保障制度をどうつくるかというのが一番大きな問題なんですよね、共生社会に関してはね。それから、この事件に関してはヘイトクライムの問題がどうしたって論点になるんで、ちょっと精神科医の守備範囲を超えます。それは別の人に委ねたいと思いますけど、そういう問題は常に基底にあると思いますよね。

太田▶ありがとうございました。

　きょうの座談会の中では、今、最後に少し出てきたような共生社会のあり方、つくり方、優生思想の問題、それから障害者施設のあり方など、そういったテーマはほとんど扱えませんでした。この報告書の中でも例えばそういう施設の従業員の人の過重労働なんかのことは結構触れている箇所も何カ所かあるんですけどね。そういうのは僕たちにとっても非常に大きな問題なのですが、今回の特集では、特集論文の中で十分扱われるというふうに期待しています。

　こういうふうに精神科医が4人集まって話をしていくと、ほぼ話の方向としては犯罪の再発予防に精神科医療をやたら駆り出すのは止めてくれ、というところに一番の一致点が見出せるようです。本日はどうもありがとうございました。

行為における自由意志と責任
●相模原事件に関する河合幹雄氏の諸論を批判的に検証する

野崎泰伸　Nozaki Yasunobu

1●行為の意図と動機づけの本質とは

　人が人を殺したいと思うのは、それほど突飛なことであろうか。
　このように書くと、「なんと物騒な」と思われるかもしれない。
　もちろん、私自身は、殺人すなわち人の生命を奪うことは絶対に許されないと考えている。だが、そうした行為とは別に、人を殺したいと思うことはあるだろうということだ。「人を殺したい」という思いをことさらに「異常」なものとし、「人を殺したい」と思わない「善良な」人間こそが「正常」な人間であると考えるという前提が社会にはあるのではないのか。それに対して、人殺しなどの行為に至ってしまった人には、国家権力による殺人をしてもよいとするのがこの国の多数派である。
　何が言いたいかというと、意図された行為にはその動機づけが必要であるということである。殺人という事象も、人間の行為である限り、それが意図されたものである場合には、必ずその動機が存在するということである。それでは、その動機というものはいかにして形成されるのか。
　動機が、ある瞬間に突然生まれてくるという議論がある。その行為に踏み出す瞬間というものがあり、そのときに決断し、行いをなすという考え方である。最近の脳科学では、脳神経のシグナルの変更の瞬間によって行為のスイッチが入るという議論があるが、まさにこの種の議論こそ、動機の本質が決断であるという考え方と親和的なのである。

しかし、本当に動機の本質は決断の瞬間であろうか。言い換えれば、すべての意図的な行為に決断の瞬間は必要不可欠であろうか。

　たとえば、私は朝ご飯を食べた後、パソコンを開いてメールをチェックする。それは言うまでもなく、寝ている間にメールが来ていないか、とりわけ返信が必要なメールが来ていないかどうかを確認するためである。私がパソコンを開くとき、「よし、いまからパソコンを開こう」と決断して開くわけではない。ただなんとなく無造作に、慣習的にパソコンを開くというほうが正確である。しかし、私はパソコンを開く意図がないわけではない。

　行為の意図、つまり動機の本質を決断の瞬間であると考えるからこそ、説明が困難になるのではないのか。動機の本質とは、決断の瞬間ではなく、行為の目的や理由が明瞭であることなのではないのか（河野 2008:158-162）。すなわち、行為が意図されたものであることを判断するには、「なぜその行為をしたのか」という質問に対し、「○○のため、○○だから行為をした」と答えられることが本質的なのではないか。

　殺人も人間の行為である以上、それが意図的なものであれば、その動機は存在することになる。上記の議論によれば、殺人の動機の本質というものは、ある瞬間に突然降ってわいたような殺意ではなく、殺人の動機や目的が明確に答えられることであるということになる。以下、本稿では、このような見方に即して議論を展開していくことにする。

　本稿では、2016年7月26日未明に相模原市の障害者施設「津久井やまゆり園」で起こった障害者の大量殺人事件（以下「相模原事件」と略す）に関する法社会学者の河合幹雄氏の議論を分析し、批判的に検証したい。河合氏のような議論こそが、社会に一般的に流布しているような見解であり、また障害者差別を助長するものであると私には感じられるからだ。

2 ● 河合幹雄氏の議論と主張

2-1・インターネットでのインタビュー記事から

　まず、インターネットに掲載されている「【相模原事件】「戦後最大級の大量殺人」専門家が語る特殊性」という記事で、河合氏がインタビューを受けている。事件があったのが26日未明、この記事が掲載された時刻が同日午前11時57分とあるので、わずか半日足らずでインタビューを受け、活字化されたものである。

　ここで河合氏は、この事件について「極めて珍しい事件」であると述べている（河合2016a、以下2-1での引用はすべてこれによる）。その理由として、「他に類似の事案がすぐに思い浮かばない」こと、「大量殺人事件」、「土地勘のある場所」、「大量の殺人を犯した後に、出頭している」こと、「動けない障害者」が多くいた「特殊な環境」だったことを挙げている。

　また、対策については、この事件が「極めて珍しいパターン」であることから、「障害者施設をターゲットにした事件が次々と起こるとは思えません」と述べ、「対策の取りようのない事件」は最後に残る、と言う。そして、このような「特別な事件を念頭に大規模な治安対策をしてもしょうがない」と述べ、「よく起こる」ような「侵入盗対策というような形で、見直すのは可能」であると言う。

　最後に、殺人を思いとどまった可能性について、「もし、昔の仲間に会っていたら、家を出たときに知り合いに会っていたら」として、「彼を最後まで孤立させずにいることはできなかったのか」と述べている。

2-2・『サイゾー』2016年10月号における記述から

　次に、河合氏は月刊誌『サイゾー』で書いている連載「法社会学者・河合幹雄の法痴国家ニッポン」の2016年10月号において、相模原事件を取り上げている。上記のインタビュー記事を大幅に補完した内容となっている。

「障害者に対するヘイトクライム」であったり、「障害者介護の労働条件の悪さ」など、「多くのメディアが、事件発生の理由を社会背景やシステムの不備に求め」ているが、それは「ふたつの理由から完全に誤り」であり、「国家の治安維持という観点では、むしろ有害ですらあると思う」と言っている（河合 2016b: 106）。

　一つ目の理由として、河合氏は「加害者の精神疾患を要因とするきわめて特異なケースであり、なんらかの社会的要因によって惹起されるような普遍的なものではまったくない」ことを挙げる。「犯行の動機という点で過去に類似の大量殺人があったかというと、見事なまでに見当たらない」とし、「その動機はといえば、(中略)「ヒトラーの思想が降りてきた」という発言などを受け、(中略) 統合失調症（妄想性障害）など、妄想を伴うなんらかの精神疾患が関係していると見て間違いない」と断じる。「今回の事件は、社会的な発生要因などない、精神疾患による"超レアケース"であると理解すべき」であるとまで言う（河合 2016b: 106）。

　「今回のような妄想を要因とする大事件がきわめてまれ」（河合 2016b: 106）である理由に、実行力不足や周囲の人が逃げだす可能性を河合氏は指摘している。そのうえで、なぜ容疑者*だけが犯行に及ぶことが可能だったのかについては、「彼が現場の内部構造や人員配置に精通していたこと」（河合 2016b: 106-107）を一つの理由に挙げている。加えて、「狙われたのはきわめて防御能力の低い重度障害者でした」とも述べている。「加害者にとってそこまで"有利"な条件が揃ったからこそ、精神病患者による大量殺人という史上まれにみる犯罪が成立してしまった」と言い、「それゆえに発生を予測したり、対策を立てたりすることはほぼ不可能だった」と述べるわけである（河合 2016b: 107）。

　二つ目の理由として、衆議院事務局に犯行の手口が書かれた手紙が届いたとき、容疑者を威力業務妨害や脅迫罪で逮捕すべきだった、という批判があるが、それは「誤りであり、実際には関係各所の動きはほぼ完璧

---

*　現在は「被疑者」が正しいが、本稿初稿執筆時は「容疑者」であったため。以下同じ。

だった」ということを挙げている。手紙から逮捕を準備する判断を下すことが「非現実的だった」と述べる。「具体的なターゲットや、"作戦内容"」については書かれているが、「UFOやフリーメイソンについて」の記述もあり、「全体としては支離滅裂で、正気の者が書いたとは思われない」というのがその理由である。また、「措置入院の解除が早すぎたのではないか」という批判に対しては、「現行の制度下ではごく妥当な判断だった」という専門家の見解を支持している。総じて、「関係各所の対応は、どこをとっても問題はなかった」とし、「事前対応のまずさによって事件を防げなかったという認識は、見当違いも甚だしい」と河合氏は論じている（河合 2016b: 107）。

まとめとして河合氏は、以下のように述べる。

「今回の事件は、精神疾患を要因とする"超レアケース"であり、非常に発生確率の低いものだった。また、加害者への事前の対応にはなんら問題はなかった。にもかかわらず事件は起きてしまった。国家の治安維持という視点に立ったとき、そこからいえることは何か？　それは残念ながら、このような事件への対策を講じるのは無駄であり、むしろ何もしないことこそが最良の策であるということです」（河合 2016b: 107）。

「世界に冠たる治安のよさを維持してきた」日本の「治安維持の常道」とは、「よくある事案への対策にコストを費やし、逆にまれで防止しにくい事案を後回しにする」ことであると述べる。最後に、「措置入院解除後のケアの仕組みがない現行の制度を見直すことや、障害者や彼らの置かれている環境についての理解を深めることは、非常に意義深いこと」であると述べ、「それこそが、多くの被害者の理不尽な死に対し、われわれにできる唯一の追悼の方法ではないでしょうか」と締めている（河合 2016b: 107）。

3 ● 治安維持という「大義」
── 優生思想は「妄想」か

私は、こうした河合氏の主張は、事件の原因を精神障害による妄想に求

めるという点において、社会の現実に即しておらず、また、精神障害者に対する差別を助長するものであると考える。「障害者や彼らの置かれている環境についての理解を深めること」が大切である、と言っているにもかかわらず、である。

　河合氏が、治安維持の観点からしか論じていないところに、議論の問題点がある。容疑者が、意思疎通ができないような障害者を狙って殺したという点を、河合氏は見事に軽視している。容疑者も「手紙」において述べているが、そのような重度の障害者の生命に価値を認めないという考えこそが、この社会における「正義」とされる。だから、容疑者は妄想にとらわれて殺人を犯したのではない。「正義」をなすためにこそ社会の足手まといとなる重度障害者を殺す必要があったのだ。「重度障害者は社会のお荷物になるから死んだほうがよい」と考える方が、この社会において「正常」とされているのである。このような社会において、たしかに「UFOやフリーメイソンについて」というような記述があるにせよ、私には「全体としては支離滅裂で、正気の者が書いたとは思われない」とは思われない。容疑者は、障害者など本当はいないほうがよいという社会を代弁したのだ。その意味において、容疑者の考えは妄想などではなく、正気なのである。精神疾患の有無にかかわらず、「なんらかの社会的要因によって惹起されるような普遍的なものではまったくない」という河合氏の主張は棄却される。容疑者の抱いていた考えは、「社会的要因によって惹起され」たものを超えて、この社会そのものの「普遍的」な「正義」であり、「原理」なのである。「重度の障害者には生きる価値がない」という容疑者の思想は、容疑者の独善的で特殊なものなのではなく、この社会そのものであるのだ。

　河合氏の誤りは、この事件の本質である優生思想やヘイトスピーチ、それに介護労働の過酷さといった議論を避け、治安維持の問題に終始していることによると私は考える。治安維持とは、現状の社会秩序を保守するという思想である。現状の社会秩序が正しかろうが正しくなかろうが、現状の秩序による安寧を守ろうとする思想なのである。だから、そのような安

寧を乱すような人間や集団に対しては、「危険分子」であると名指し排除せざるを得ない。つまり、治安維持という発想は排除を内包しており、原則的には共生の思想とは相容れないと私は考える。「社会的な発生要因」がないというなら、事件の原因は容疑者個人に求めるよりない。こうして原因は容疑者個人の精神疾患による妄想に求められることになってしまうのである。

　障害を、個人の病気や疾患によるという認識から、社会的な障壁や偏見によるという認識へと変更する機運が高まっている。障害を、個人の悲劇として捉えるのではなく、社会による無力化であると捉えようとするのである。そしてそれは、精神障害についても同じように考えることができる。容疑者に精神障害があるかどうかについては慎重でありたいが、たとえ精神障害があったとしても、それを個人という枠にはめ込んでしまう河合氏の認識は、時代に逆行しているのである。

　治安維持がすべて間違っている、というつもりはないが、治安維持の射程とその限界については、弁えておかねばならない。現存する人間の生命を奪うことを防ごうとするという点のみにおいて、治安維持の必要性は示される。しかし現実は、それを超えたことが治安維持の名のもとに正当化されている。精神障害者に対する犯罪の予防拘禁などというのは、人権侵害の最たるものであろう。措置入院に関しては、河合氏も慎重な立場を示している。しかしながら、議論の冒頭から「国家の治安維持」を目的にしており、その限りにおいて治安を乱す個人や集団に原因を求めることは、一貫性があると言える。逆に言えば、「社会的要因」ではなく個人の「妄想」に原因を求めたいなら、治安維持の問題としてこの事件を捉えるのが「正しい」ということでもある。

　河合氏も認めているように、この事件は「動けない障害者」が多くいた「特殊な環境」で行われた。こうした環境の中で、重度であると言われる意思疎通が難しい障害者だけが狙われたのである。「動けない障害者」を「特殊な環境」に追いやったのは、私たち社会が、重度障害者を排除して

きた結果ではないのか。私たちが、生産性に関する効率を追求するあまりに、生産する能力の低い障害者を排除し、ときには抹殺することを普遍的な「正義」であると信じて疑わなかった、その結果ではないのか。そうであるとすれば、「なんらかの社会的要因によって惹起されるような普遍的なものではまったくない」と断じることは難しいのではないかと、私には思われる。

　HANDS世田谷で昔から活動を続けてきた脳性マヒ者の横山晃久は、この事件を起こしたのは健常者であり、「エセ精神障害」なのではないかと述べる（保坂2016: 21）。そのくらいには、容疑者の行為を導いた身勝手な思想というものは、けっして「妄想」なのではなく、健常者が抱いている「正気」な発想であると理解されている。また、多くの障害者や関係者が、「いつか起こると思っていたが、ついに起こってしまった」という。「発生を予測したり、対策を立てたりすることはほぼ不可能だった」と河合氏は言うが、これまでの議論を踏まえれば、事件はある程度予見されたものであると言うことができる。それゆえに私たちの健常者中心主義的な思想こそが、対策を立てることを怠らせてきた要因であると言えるのだ。別言すれば、そのような思想こそが、この事件の温床となっているということである。

4 ● 行為と自由

　ここまで、容疑者の思想がいかに「普遍的」なものであるかを説明し、河合氏の主張がきわめて一面的であり、精神障害者に対する差別を助長しかねないものであることを見てきた。

　しかし、そうした思想が「普遍的」であるなら、なぜ他の人は容疑者のように障害者の生命を奪わないのか。この社会は、障害者を社会的に抹殺するのが関の山である。「殺したい」という意思から、「殺す」という行為を起こすということに関しては、そしてその点においてのみ、河合氏の言う

この事件の特異性が見られるのではないか。

　多くの人が、容疑者の行為は身勝手であると考えるであろう。私もそのように考えるし、そうした身勝手な行為によって起こした殺人に関しては、容疑者に応分の責任があると考える。そのうえで、なぜ容疑者は殺人という行為に走ってしまったのだろうか。

　それは、容疑者に自由がなかったからではないのか。容疑者が、「重度障害者を抹殺する」という以外に、容疑者の目的を達成するように、容疑者自身の行動を調整することができなかったからこそ、大量殺人という惨劇が起こってしまったのではないのか。つまり、容疑者に、行為を選択する自由などなかったのではないのかということである。

　行為の選択は、容疑者が「手紙」を書いた時点や、殺害を起こした時点という特権的な時点においてなされるものではない。行為がなされるという文脈は、時間的・空間的にも幅をもっており、そこにこそ人間の自由が生起する。その幅によって、私たちの行為の選択が担保されるのである。それでは、行為の選択はいかにして可能になるのであろうか。そこにこそ、人間が知覚し認識するということ、すなわち「知る」ということの可能性があると言える。人間が学び、知っていくということは、人間の自由と密接に関連しているのだ（河野 2008:166-168）。

　学ぶことや知ることによって、人間はそれまでの自分とは変わることができるのである。容疑者は、そのことを怠っていたと言える。障害者を介護する現場にいながら、その現場で感じたと言われる閉塞感が何に起因しているのか、なぜ重度障害者の生命を価値なきものであると考えるのか、なぜ生命を奪うことが許されないことであるのか、それらについて学び、知っていくことをしなかった。容疑者の思想の外部にある、容疑者自身の考えを変更するような何かを、容疑者が主体的に求めようとしなかった点において、容疑者には根源的な責任があるのではないかと、私は考えるのである。学び、知っていくことによって、みずからを世界に開いていき、それによって他者との関係を結んでいくことは、私たちが主体的にあるこ

と、自由な存在としてこの世に生きることに対する、私たちに課せられた根源的な責任ではないのか。容疑者は、この意味において責任を回避したのであり、今後、人のいのちを奪ったことに加え、こうした責任を回避したことに関して、容疑者は死ぬまで罪を背負って生きていくべきだと、私は考える。

　ただし、容疑者の思想の外部、すなわち私たちの社会に、「障害者を介護する現場にいながら、その現場で感じたと言われる閉塞感が何に起因しているのか、なぜ重度障害者の生命を価値なきものであると考えるのか、なぜ生命を奪うことが許されないことであるのか」に関して学び、知っていくことができるような契機が存在するのかということについては、問われる必要があるだろう。もう一度確認しておけば、容疑者が及んだ行為というのは、社会的に「価値なき生命」とされている重度の障害者を選択的に殺害したということであり、重度の障害者を二度も「抹殺」しているということである。一度目は、施設に収容するなど、重度の障害者に対して、社会において「生きるに値しない生命」とレッテルを貼るいわば「選択的抹殺」、そして二度目は、生命を奪うという意味においての抹殺である。私には、河合氏の議論や社会の風潮が、二度目の抹殺ばかりを問題にし、一度目の「選択的抹殺」をほとんど問題にしていないように映るのである。こうした社会において、私たちは容疑者を真の意味において裁く資格があるのだろうか。容疑者の思想を単に「精神疾患を要因とする"超レアケース"」であると断じるのは、私たちの社会における重度障害者に対する「選択的抹殺」を見て見ぬふりをしているということなのである。この意味において、私たちの社会は容疑者の思想の外部たり得ないのではなかろうか。そのような点において、容疑者に根源的な責任を課すべきなのであれば、社会もまた同じ責任と向き合うべきなのである。河合氏の議論は、この点が決定的に欠落していると、私は考える。

【文献】
＊保坂展人　2016　『相模原事件とヘイトクライム』，岩波ブックレット
＊河合幹雄　2016a「【相模原事件】「戦後最大級の大量殺人」専門家が語る特殊性」（石戸諭によるインタビュー記事）　http://headlines.yahoo.co.jp/hl?a=20160726-00010003-bfj-soci
＊─────　2016b　「相模原大量殺人事件に見る関係各所の対応の"見事さ"」，『サイゾー』2016年10月号，サイゾー，106-107
＊河野哲也　2008　『暴走する脳科学──哲学・倫理学からの批判的検討』，光文社新書

接点はどこにあるのか

松永真純　Matsunaga Masazumi

1 ●はじめに

——相模原事件と言われて、どの事件だろうと思ってしまった。
——相模原の事件が起きたときは「ひどいことをするなぁ」「頭おかしいな」と思ったが、そう思ったことも、この事件のこともすっかり忘れていた。

　これは大阪府内にある大学に呼ばれて話をしたときの学生の感想である。相模原の事件に対する世間の関心や報道が急速に消えさっているとは感じていたものの、感想を読むとその現実をまざまざと見せつけられるようだ。
　池田小事件のように未来ある子どもたちが殺されたとき、秋葉原事件のように白昼堂々と無差別に何人もの人が殺されたとき、犯人に執拗なまでの関心を抱き、被害者には犯人の異常さを際立たせるためかのような同情をかき立てる。それが、これまで猟奇的な犯罪が起きたときに、世間やメディアが示した典型的な反応だった。
　それは、自分たちとの「接点」を感じとっているからだろう。そこに自分の過去の姿をみつけ、自分の子どもと重ね合わせ、そこは自分が学んだ場所であり、また自分が遊びや買い物に行くところでもあり、といった具合に、自分たちとの接点をいたるところに確認する。自分たちの社会が襲

われ、被害を受けたという感覚がここから呼び起こされていく。

　では相模原はどうなったのか。接点がないのだ。殺されたのは自分たちとは姿かたちも違う身体と精神を持った人びと、事件がおこった場所は自分たちが暮らす地域とは隔絶された施設という囲いの中。それはつまり一生出会うこともない人が、一生訪れることもない場所で襲われた、ということであり、その結果、この社会はグロテスクなまでに殺された被害者たちとの接点を感じとっていないのだと思う。

　そしてもう一つ、被告との接点の問題である。これも多くの人は被告と自分との接点など考えてはいないのだろう。障害者と人権にかかわる講義を担当している大学では、「そんなことするなんて最低な人間やな」程度にしか思っていなかった、とある学生は書く。確かに46人もの人間を襲い、19人を殺害する強烈な殺意など自分にはない、という意味では接点など感じないのも不思議ではない。しかし、この事件の問題はそれで終わりにはならない。被告は明確な殺意をもって、そして実際に殺害という方法で、障害者の存在を消去しようとした。だから、多くの人は自分と被告に接点などないと感じるのだろうが、本人のために、家族のために、あるいは社会のために、と善意でもって障害者の存在の消去を語り、実践しようとしてきたのが優生思想の歴史でもあった。そのような言説は、ぼくたちの日常生活の隅々にまでまん延している。はたしてそこに被告との接点はないのだろうか。

　本稿ではこの接点の問題について、いくつかの視点から考えていくつもりである。

2 ● 被害者の死をめぐって

　事件が起きてから現在に至るまで、何よりもぼくの心をかき乱し、ぼく自身を立ち止まらせているのが、被害者の死をめぐる問題である。被告に

より、人間であることを否定され、人間としての生を突然にして奪われてしまった19人の人たちのこと。そして、その19人の人たちは、人間としての生を否定されたのみならず、人間としての死も今に至るまで奪われ続けているのだとぼくはずっと感じている。確かに、19人の命を直接奪ったのは被告である。しかし、ぼくたちが暮らすこの社会も19人の死には何も向きあえないまま、人間としての死を奪い続けることに加担してしまっているのではないだろうか。そのことがぼくの心に重くのしかかる。なぜ被害者たちは地域とは隔絶された場所で殺されなければならなかったのか。なぜ戦後の犯罪史にのこるだろう事件であるにもかかわらず、被害者たちの名前は報道されないままなのか。[*1]一つだけ確実にいえることは、それがぼくたちの暮らすこの社会であるということだ。

　ここで思い出すのが、シベリアに抑留された経験をもつ詩人・石原吉郎の言葉だ。極寒の地で、過酷な強制労働が続く、収容所のある日の朝、粗末な食事の最中に隣で突然男が居眠りを始めた。驚いて揺さぶると、そのときにはもうその男は死んでいたという。石原は述べる。

　　私がそのときゆさぶったものは、もはや死体であることをすらやめたものであり、彼にも一個の姓名があり、その姓名において営まれた過去があったということなど到底信じがたいような、不可解な物質であったが、それにもかかわらず、それは、他者とはついにまぎれがたい一個の死体として確認されなければならず、埋葬にさいしては明確にその姓名を呼ばなければならなかったものである。[*2]

---

*1　2016年11月3日付け『朝日新聞』に、一人の被害者の遺影が遺族である父親の提供を受けて掲載された。女性は長女であり、35歳だった。匿名を条件としての写真提供であった。
*2　「確認されない死のなかで——強制収容所における一人の死」『望郷と海』みすず書房、2012年、6頁。

人間らしい生から最もかけ離れた場所でおこった死。石原が揺さぶった死体は「皮だけになった林檎をつかんだような触感」であり、つまりそれは人間としての死までも奪われたような死に方だった。しかし、それにもかかわらず、埋葬にさいしてはその者の名を呼ばなければならないのだと石原は言う。死んだ者は歴史で学ぶような抽象的な「シベリア抑留の被害者」などではなく、他とはかえることのできない、唯一無二の人生を生きた者として、その名前が呼ばれなければならないということだろう。その死者の隣にいた者として、またいつ自分もそのような状態になったかもわからなかった者として、そして自分も他にはかえることのできない、唯一無二の人生を生きてきた者として、おそらくそのように石原は考えたからこそ、この言葉を残したのではないだろうか。[*3]

　だから強く思う。ぼく自身も含め、この社会はいまだ19人の被害者たちの「人間としての死」すら回復することができていない、と。そして、だからこそまずぼくたちに必要なのは、奪われたままにある被害者たちの具体性に思いを馳せながら、その死を悼むことなのだろう。事件が起こった背景と、事件後に起こっているこの問題は通じている。その両者とも、障害者がもつ、唯一無二の具体的な生が否定されているところに起こる問題なのだ。その具体性をぼくたちは取り戻していかなければならない。[*4]

＊3　石原は同エッセイの冒頭で「ジェノサイド（大量殺戮）という言葉は、私にはついに理解できない言葉である。ただ、この言葉のおそろしさだけは実感できる。ジェノサイドのおそろしさは、一時に大量の人間が殺戮されることにあるのではない。そのなかに**ひとりひとり**の死がないということが、私にはおそろしいのだ。人間が被害においてついに自立できず、ただ集団であるにすぎないときは、その死においても自立することなく、集団のままであるだろう。死においてただ数であるとき、それは絶望そのものである。人は死において、ひとりひとりその名を呼ばれなければならないものなのだ」（2頁。強調は原文）と述べている。

＊4　2016年12月11日に放映された「バリバラ」（NHK）の特集「突撃！障害者殺傷事件」で、強烈に印象に残る場面があった。それは、事件で首や腹など4か所を刺され、重傷を負いながらも一命をとりとめた尾野一矢さんが、家族とともに取材を受けていたシーンである。事件のことをたずねられた一矢さんの口から「こわーい！こわ

3 ●「個」として、唯一無二の具体的な生を生きる

　ここで考えるべき問題がもう一つある。障害者がもつ具体性に全く気づくことができなかった被告が、実は一番その具体性に欠けた存在だったのではないかという問題だ。それは、犯罪予告を読んで思ったことにつながる。被告は犯罪予告でまるで神の立場に立ったかのように、障害者の不幸を断じている。ぼくは、そこに「個」、あるいは「自分」(それはまさに他にかえることのできない、唯一無二のものだ)という具体性が被告から欠如してしまっているように感じた。だから、被告は大文字の存在である「日本国」や「世界」というものに簡単に同一化し、その「日本国」「世界」のためにこの行為をおこなうと予告するようなことができたのではないか。個が存在しないなかで、大文字の存在に同一化しておこなわれる言動は、自らを振り返る視点をもたないが故に、過激で強烈なものになる。大文字の存在と同一化しているから、その行為は「正義」となり、問答無用で正当化され、暴走していく。

　さらにこの具体性の問題については、非常勤先の大学生を見ている限り、若い世代の人たちも共通して直面しているように思う。と言うのも、健常

ーい！」という言葉があふれ出していた。被害者自身の口から事件に対する恐怖が映像を通じて語られたのは、ぼくの知る限りこれが初めてではないだろうか。例えば池田小事件のとき、殺された子どもたちの恐怖や無念さを多くの人が想像しただろう。それが本人でなければ決して分かりえない類のものであっても、そう考えずにはおれない、そのような気持ちを持ちながら事件の報道を見ていた人も多かったように思う。しかし、相模原事件ではどうか。事件の恐怖は今も一矢さんを支配し続け、彼をつき刺した刃が今まさに彼の目の前にあらわれている、そのような恐怖そのものが吐き出されるかのように、一矢さんは「こわーい！」と繰り返していた。ぼくには決してわかりえない。しかし、本当に怖かっただろうなとどこまでも思う。でもそのような想像すらもされないままに、この社会は事件の存在自体忘れ去ろうとしている。事件の恐怖を本人の口から聞きとることが二度と不可能になってしまった19人のことを思えば、一矢さんの言葉がもつ意味は極めて重い。

者である学生たちの中には、子どものときからとても強い同調圧力にさらされ、周りに合わせる、個をかくすことが学校生活を生き抜く術になってきた人も少なくないからだ。例えば、ある学生は、今の社会は中心グループにいないと生きていけないと言う。またある学生は、場の空気を読むことだけに集中し、思ったことも口にせず、嫌われないように生きようとしているうち、自分が本当は何をしたいのか、何が楽しいのか、そのようなこともわからなくなっていると言う。面白くもない、かわいくもない自分が、はたして存在する意味があるのかと思っている学生もいる。

　このように唯一無二の、他とはかえることのできない個といったものを実感できずにいる学生たちに対して、講義で取り上げているのは、人間が生きるという事柄にかかわり、体まるごと、体当たりで道を切り開いてきた障害者運動の歴史と主張である。それはまさに強烈な個の姿であり、その具体性に富んだ個々の人生のあり方に、学生たちは時に圧倒され、魅了されていく。障害者たちが、自らをさらけ出しながら自分の人生を切り開き、何もないところから社会を変えてきたことを知っていくなかで、「自分にウソをつかないように、もっと自分らしく何もかもさらけ出して生きたいです。それを受け入れてくれる人にも出会いたいです」と返してくる学生がいた。学生たちもありのままの自分をさらけ出し、一人でもいいからそれを受けとめてくれる人に出会えることを渇望している。個がもつ具体性との出会いは、どれほど多くの学びと力を若者たちに与えることだろう。

4 ● 究極の受動態としての誕生

　冒頭で述べたように、多くの人は事件との接点を感じていない。そして、被告は障害者の生きる価値を否定したため、「障害者にも生きる価値がある」といった批判がなされていくことにもなった。「障害者にも生きる価値があると思います」と書く学生も少なくない。それはその通りだろうが、

「障害者」のことだけが議論され続けるこの構図に、ぼくは疑問を持ち続けている。取りざたされるのはいつも障害者のことで、結局は自分の問題ではないと学生に受けとめられてしまうからだ。

　ではどのように考えれば、自分の問題として受けとめることができるのか。障害者に限らず、全ての人間の生を肯定するために、ここでは誕生という、誰しもが経験するこの事実を取り上げたい。そのために「自らの意思で望んで障害者になったわけではないから」という、よく聞かれるこの言葉から検討してみよう。

　おそらくこの考え方には、自分の意思で選んだ行動ではないものに責任は問わないという、いわゆる責任論的な感覚がある。しかし、なぜいつも障害者側だけに意思の有無が問われるのだろう。次のような問いをたててみたら、健常者はどのように答えることができるのだろうか。では望んで健常者になった人はいるのか？　と。

　ぼくたちの誕生はその起点において、生まれてくる者の意思など皆無であり、それは一切の例外なく誰もが同じである。このことを「究極の受動態としての誕生」と名づけておこう。生まれてきた状態を選んだ人は誰もいないということ、そのようなことすら健常者は忘れてしまうようだが、そのことはまず確認しておきたい。

　誕生し、成長して、さまざまな物事や対象を解釈する価値観を身につけてきた者は、生まれてくる者や他者をさまざまに解釈しようとする。しかし、究極の受動態として生まれてくる者に対して、すでに生まれてきた者たちができることは、生まれてくる存在のすべてを肯定することではないのか。それと言うのも、究極の受動態として生まれてくることは一切の例外なく誰もが同じであるが、当然ながら生まれてくる状態は一人ひとり全く違う。ある状態の人が不利益を受け、ある状態の人が特権を得るのは、そのような不平等が既に存在する社会に生まれてくるからだろう。ならば必要なのは、他者の存在そのものへの評価や解釈などではなく、不平等の撤廃である。究極の受動態として、不平等が存在する社会に生まれてくる

者たちがその社会に対して望むことは、不平等をなくしてくれ、ということだろう。そして、すでに生まれてきた者たちがするべきことは、その声に応えることでしかないはずだ。生まれてくる状態に問題などどこにもなく、あらゆる存在は、その誕生の事実があることによってのみすべて肯定されてよい。

5 ●善意と優生

　しかし、被告は「障害者は不幸をつくることしかできない」と障害者の存在を評価、断定し、今回の事件を実行していった。そして殺された被害者数の多さと残忍な行為が注目されることによって、一つの問題が不可視化されていったように思う。

　そのことを確認していくためには、まず優生思想の歴史をふり返る必要がある。これまで本人のため、家族のため、国家・社会のため、とそれが一直線に貫かれ、障害者の存在の消去が語られてきたのが優生思想の一側面であった。1960年代から70年代にかけて兵庫県で実施された「不幸な子どもの生まれない運動」[*5]では、当時の兵庫県知事による「ひとりで食べることも／歩くこともできない／しあわせうすい子どもがさみしく毎日を送っています」/「不幸な子どもだけはうまれないでほしい」／母親の素朴な祈りそれはしあわせを求める／みんなの願いでもあるのです／あすの明るい暮らしを創造するために／「不幸な子どもの生まれない施策」をみんなで真剣に進めてまいりましょう」、「「びわこ学園」を訪れ、親や先生の顔も識別できず、笑うことも、はい回ることも忘れた幼い子ども、喜びを奪われた子どもたちの悲惨な姿に胸をしめつけられた。この不幸な子どもたち

[*5] 「不幸な子どもの生まれない運動」の詳細については、拙稿「兵庫県『不幸な子どもの生まれない運動』と障害者の生」『大阪人権博物館紀要』第5号（2001年、大阪人権博物館）を参照されたい。

を何とか癒す方法はないか、あるいは、出生を予防することはできないか」といった文章が行政文書に残されている。これら知事の言葉は「みんなの願い」とあるように、障害者への差別意識としてではなく、あたたかな善意の発露として表現されている。「みんなのために」「その人のために」とその存在の消去が語られていくのだ。兵庫県知事も被告も障害者の存在を消去しようとしたという意味では、その考え方に大きな違いなどない。[*6] 大学で「不幸な子どもの生まれない運動」を解説したとき、一人の学生は「生まれてから後悔したり苦労するくらいなら、生まれる前に苦痛なく〝生まれさせない″という選択」もあるのでは、と知事の主張を聞いて思ってしまったという。ときに優生思想はやわらかく、善意の顔をしながら、ぼくたちの心を侵食しようとする。被告の明確な殺意と残忍な行為に目を奪われているだけでは、ここにある接点は見えなくなってしまうだろう。

6●人間が人間を敬うこと

　優生思想の問題に関わっては、2015年、NHKがナチスによる障害者の安楽死計画（T4作戦）をテーマとした番組を放送し、[*7] 被告が障害者に対する安楽死を求めていたことが明らかとなって、この問題が改めて注目を集めている。番組では、ドイツ中西部の街・ハダマーにある精神病院のガス室で作戦が実行されていたことが紹介されていた。現在、このハダマーの墓地には被害者を追悼する記念碑がつくられていて、そこには「人間よ、人間を敬いなさい」と刻まれているという。番組を見終わった後、しばら

＊6　事実、「親や先生の顔も識別できず……」という知事の言葉と意思の疎通ができない人を対象に選んだという被告の供述は、強調してもしすぎることはないほど恐ろしいまでに似通っている。

＊7　NHKハートネットTV「シリーズ戦後70年　障害者と戦争　ナチスに迫害された障害者たち　20万人の大虐殺はなぜ起きたのか」

くの間、この言葉がぼくの心に反響していた。碑に刻まれた「人間」という言葉がひっかかり続けたのだと思う。実際にどのような議論を経て、この言葉が刻まれていったのかは知らないが、ぼく自身は次のように受けとめた。

　殺されたのが障害者であるならば、殺したのは健常者社会の構成員たちであるということになろう。ならば、碑の言葉は「健常者よ、障害者を敬いなさい」でもよかったのかもしれない。あるいは、「ナチスを支持したドイツ国民よ、弱者を敬いなさい」などと呼びかける方が、責任主体もより明確になってよかったのかもしれない。しかし、碑の言葉は違う。殺したのは人間であり、殺されたのは人間であったのだ。殺したのが「人間」であるならば、それは一部のモンスター化した者たちの野蛮な行いとして片づけられるものではなく、自分を含めた、この社会に生きるあらゆる人がその範囲に含まれることになる。また、殺されたのが「人間」であるということは、生きる価値を否定された人たちは人間だったのであり、社会が人間扱いしないからこそ、その人たちは殺されたということである。その人たちは「障害者」などと呼ばれるあらゆる属性の前に「人間」であったのだ。だから、人間が人間を敬わないとき、人間を人間として大事にしないとき、このような大虐殺は起きる。碑の言葉は、その意味で重く、とてもこわいものだ。

　もちろんナチスがおこなったT4作戦に対して、時代も場所も全くちがうところに生きているぼくたちに直接の責任はどこにもない。しかし、この碑は人間に呼びかけている。人間が人間を敬わない結果、このような虐殺が起きるのだとしたら、時代や地域を超えて、この問題から無関係だと言える人はいない。現在を生きるぼくたちも、この碑に呼びかけられている「人間」一人ひとりなのだ。[*8]

＊8　もちろんこの話は、殺した側、殺された側の立場性の違いを無視するものではない。その違いを無視すれば、障害者差別、あるいは問題の存在そのものが隠蔽されてしまうことにもなる。

そして今、ぼくたちが暮らすこの日本社会で、相模原の事件が起きた。だから、ぼくたちの目の前につきつけられた問題は、とてつもなく重い。事件との接点をどのように考えるのか、そのことが厳しく問われている。

> 本稿は、「悼み、出会い、敬うこと——相模原事件に向きあうために」『ヒューマンライツ』No.345（部落解放・人権研究所、2016年12月）の原稿を若干修正した上で、大幅に加筆したものである。掲載の許可をいただいた『ヒューマンライツ』編集部に感謝申し上げます。

相模原事件を受けて、これからの策動にどう抵抗するのか

桐原尚之　Kirihara Naoyuki

1●検討チームの最終報告書をうけて

　2016年12月8日、「相模原市の障害者支援施設における事件の検証及び再発防止策検討チーム」（以下、検討チーム）による最終報告書が公表された。

　最終報告書には、容疑者が「措置入院先病院からの退院後に、医療機関や地方自治体から必要な医療等の支援を十分に受けることなく孤立していた」との見立てが示された。そして、そこから「退院後に医療・保健・福祉・生活面での支援を継続的に受けられる確実な仕組みがあれば、事件の発生を防ぐことができていた可能性がある」とする結論が導きだされた。

　この結論に基づき「措置入院中の段階から、地方自治体や措置入院先病院において、退院後に必要な医療等の支援の内容の検討等を行う必要がある」との方策が示され、具体的には、①措置を行った都道府県知事等が措置入院者の「退院後支援計画」を作成すること、②都道府県知事等が計画の作成に当たり、関係者と支援内容等の検討を行うための「調整会議」を開催すること、③措置入院先病院は退院後生活環境相談員を選任し、患者の退院に向けた支援を行うこと、④措置入院先病院は患者の退院後の医療等の支援ニーズに係るアセスメントを行い、その結果を都道府県知事等に伝達することの4点を措置入院の見直しによって実現すべきだとする提案がなされた。

　この文章は、二通りの読み方ができる。ひとつは、医療等の支援を受け

ることで結果として事件の発生を防止できるという読み方である。もうひとつは、医療を受けていない状態とは孤立した状態であり、医療等の支援を受けることで孤立を防ぐことができ、結果として事件の発生を防止できる、という読み方である。この二通りの読み方は、いずれも医療等の支援を受けることで事件を再発防止できるという考え方に貫かれている。いわば、「精神医療の充実」と「結果としての犯罪の防止」との関係が変数関係であることを前提とし、精神医療が犯罪防止に役立つ、若しくは、精神医療が孤立の防止を通じて犯罪防止に役立つということを暗に物語っているのである。

　筆者は、11月30日に開催された第7回検討チームに参考人として出席した。検討チームの席上で構成員の一人が「これを機に精神医療が充実することはよいことだ」という旨の発言をした。筆者は、「はたしてそうだろうか」と疑問に思った。精神医療の充実さえ帰結できれば、そのプロセスはどうでもいいとでもいうのか。そもそも、彼らのいう精神医療の充実とは何を指しているのか。精神科医の役割が増えてより多くの予算が付けられることが精神医療の充実だとでもいうのか。精神医療の充実は精神障害者の権利、利益に帰結するかのように説明されるが、果たしてそうだろうか。多くの精神障害者たちの疑問に答えないまま「精神医療の充実のため」といういかにも当たり障りのなさそうな目的論によって、いろいろなことがなし崩し的に進められたように感じられる。こうした現状に対して、私たち精神障害者はなにを考え、なにを発信すべきかについて検討してみたい。

2 ● "退院後の支援がルール化されていない"ことは問題なのか

　相模原障害者施設連続殺傷事件（以下、相模原事件）では、容疑者の大麻使用・措置入院歴が不必要なまでにクローズアップされてきた。また、検討チームの議論では措置入院の問題に重きが置かれた。このことで多く

の人は、相模原事件と措置入院を結び付けた上で治安対策として「退院後支援のルール化」が提案されたのだと理解した。

　検討チームの構成員は、全日本手をつなぐ育成会の田中正博委員をのぞいて「退院後の支援がルール化されていない」ことを相模原事件の再発防止の課題とすることに賛意を述べた。私たちは、当時の段階では「犯罪行為が精神障害によるものかは不明であり、犯罪行為と精神障害の相当因果関係を示すには、精神鑑定を基にした裁判所の判決、事実認定を待たなければならない」と主張した。少なくとも2016年11月の段階では、容疑者は鑑定留置中であり、精神鑑定の結果さえ出されていなかった。ところが、今思えば厚生労働省は、比較的早い段階で、相模原事件の再発防止策はあくまで見直しの契機に過ぎず、措置入院者の退院後支援が必要とされる立法事実は「容疑者のように医療にかからず孤立している人がいるから」と言い直していた。すなわち、これによって精神障害と犯罪行為の因果関係はさほど重要な論点ではなくなり、むしろ、容疑者というサンプルに措置入院の経験があり孤立していたことこそが見直しの論点とされたのであった。そして、あとは孤立していたのだから支援は必要なのだと強引に押し切る論法をとったのである。

　さて、相模原事件の再発防止を目的とした場合に、「退院後の支援がルール化されていない」ことを課題にすることは、退院後の支援がルール化されていないがために事件の発生を許したという見立てに基づかなければならない。そして、再発防止そのものが目的ではないとしながらも、事件の発生防止の観点を切り離せないまま、退院後支援のルール化を提案することになる。いみじくも最終報告書には「事件の発生を防ぐことができていた可能性がある」と書かれており、事件の発生防止を意図していることは自明なのである。

　しかし、こうした複雑かつ難解な言い回しがなされる都度、供給側の態度は不安定になっていくのが常である。中には、犯罪防止は契機であって目的にはしていないし、支援が必要なのはその通りだから、と賛成してし

まう団体も出てくる。筆者は、あらかじめそれを予見して、仮に相模原事件とは関係なく、「退院後の支援がルール化されていない」こと自体が問題だとする主張に対しては、何が言えるかを考えていた。

そして筆者は、そもそも措置入院者に限り退院後支援をルール化しようとすること、それ自体が治安的な関心に基づかなければ提案され得ないという答えにたどりついた。まず、前提として措置入院者に限って退院後支援をおこなう説得的な理由が存在しないということを確認しておきたい。これをいいことに医療保護入院にも拡大するべきとする主張もあるが、こうした主張は完全に間違っていると考える。というのは、仮に退院後支援が必要だとしても、本人に医療を受ける意思がなければ継続的な医療など、ほとんど不可能である。すると、非自発的入院者への退院後支援は基本的に不可能となり、任意入院者に向けたものでなければつじつまが合わなくなる。

どの社会保障制度も基本的には申請主義である。しかし、精神保健領域においては、やたらと専門職が能動的に介入してくるものになっている。このように精神障害者に限って特別な方策が用意されてきた背景には、治安・社会防衛的な理由が大きなウェイトを占めてきた事実がある。そもそも精神保健福祉法体制自体が、治安・社会防衛と密接不可分な仕組みとなっている。その意味で「相模原事件の再発防止」という見直しの契機は、社会防衛の一事例に過ぎない。措置入院者退院後支援が法制化されれば、治安的機能として秩序化されていくことになりかねない。

3 ● 神奈川県警による失敗の追及が夜警主義的な考え方と結びつくのか

最終報告書では、精神科病院や福祉施設、地方公共団体による警察への情報提供が不十分であったとの見方が示された。その一方で神奈川県警察本部が、警職法及び精神保健福祉法に基づく通報、施設への情報提供、捜査などで、なにができていて／なにができていなかったかについての検証

がほとんどされなかった。最終報告に先立って出された中間とりまとめでは、「2月16日（火）以降、津久井警察署からの、施設を名指しした上で、入所者に危害を加える旨が記載されているとの容疑者の手紙の内容についての説明と、それに基づく防犯指導を踏まえ、早急に警備体制の強化を開始した」と書かれているが、新聞報道では、神奈川県警が施設側に具体的な犯行予告——例えば、津久井やまゆり園を名指しして「職員は結束バンドで身動き、外部との連絡をとれなくします」「抹殺した後は自首します」など——が記述された衆議院議長宛の手紙を見せていなかったことが伝えられた（2016年10月6日、朝日新聞）。

　神奈川県警は、「捉え方によっては、施設関係者の危機感を失わせる結果となる可能性も考えられましたことから、そういった状況の明らかではないその時点におきまして、手紙そのものは示すことは必ずしも適切ではないと考え、事態の危険性を正確に理解していただくよう、その内容を説明したもの」と説明しているようである（2016年9月28日、神奈川県議会防災警察常任委員会における小島生活安全総務課長の答弁の要約）。しかし、先述の通り神奈川県警の認識とかながわ共同会の認識には大きなずれがあったことがわかる。また、事件の発生を許した時点で神奈川県警がいうように施設側の防犯意識を高める結果にならなかったと総括しなければならないはずだ。つまり、神奈川県警の見立てによる判断が結果と違ったことを意味し、手紙を見せなかった妥当性についてを検証していく必要があるはずである。

　だが、こうした筆者の主張は、ともすれば誤った再発防止策を方向づける危険をはらんでいるようにも思う。というのは、警察の責任を問うことが、そのまま警察権力の動員を帰結し、夜警主義に拍車をかけるのではないかと憂慮するためである。そのため、もう少し言葉を足していかなければならないだろうと思っている。さて、通常の業務でされるべき対応がされていなかったのだとしたら、そもそも、これ以上の強化を主張することには直結し得ないのである。単純に断罪されるべき人が断罪されることを

もって責任を果たしたことになる。故に警察の初動のミスは、然るべき非難にさらさなければならないのだ。

4 ● "患者の利益"とは実のところどういったものなのか

　最終報告書では、容疑者が措置入院退院後に継続的な医療等の支援を受けていれば事件の発生を防げた可能性があるという見立てが示された。このような見立ては、新宿西口バス放火事件、附属池田小学校事件のときにも唱えられてきた。そして、必ず保安処分は必要だと主張する学者が脚光を浴びてきた。

　これに対して保安処分に反対する精神科医は、「医療はもとより患者の利益のためのものであり、社会防衛的な利用は医療の本旨にもとるのだ」と反論してきた。この主張は、利益の帰属先を「患者利益」「患者以外の社会の利益」の二元論として捉えるところに始まり、医療は患者利益のためのもの、保安処分は患者以外の社会の利益のためのものと措定する。そして、保安処分は患者以外の社会の利益のためのものであるから、医療の本旨にもとるのだと主張しているわけである。

　ところが、保安処分推進派は、「加害をさせないことは本人の利益になる」として反対派が前提とする二元論的枠組みとは別の枠組みで反論をしてきたのである。この場合、論旨が噛み合わないことになるが、精神障害者として関心をもたずにいられないのは、「何をもって精神障害者の利益とするのか」あるいは、「何をもって精神障害者の不利益とするのか」という基準が示されないままに議論が交わされていることである。とはいえ、個人の利益を普遍化し人類共通のものにすることは理論的にも現実的にも非常に困難である。だからといって自分で決めたことが全て自分の利益になるという定理があるわけでもない以上、患者の決定に委ねる立論にも明らかに限界がある。

法律において同意のない医療開始の正当化（緊急非難）には、介入前より介入後の方が患者に利益があるとする要件（法益権衡）を満たすことが必要とされている。ここでいわれている患者利益の基準とは、「生命優位」くらいのことしか考えられていない。ようするに「何をもって精神障害者の利益とするのか」にずばり回答することはできないのである。私たちは、せいぜい生命優位を患者の利益と見立てることくらいしかできないのだ。

5 ● 医学者たちに閉ざされた問いとしての"患者の利益"

　すると、精神障害者の利益の措定の仕方は、「何をもって」から「誰によって」に論点が変わっていくことになる。およそ解決の難しい問題に対処しようとするときには、自らの役割を限定化して解決を担おうとする者があらわれる。タルコット・パーソンズは、それを専門職とよぶ。解決の難しい問題ほど、さまざまなアプローチが試みられては専門職が増えていった。増えれば増えるほど専門職同士の相対化差異化が進み、誰がもっとも患者利益を代弁できるかがたびたび関心としてあがるようになった。

　そうして医療専門職らは、精神障害者の利益を決めることができるのは医療専門職だと考えるようになるのである。また、彼ら医療専門職は、医療が患者の利益になるものと措定するだけにとどまらず、その医療の対象範囲についても医療専門職——とくに医学者——が自由に決めてよいものと見なしてきた。例えば、現在の医療の対象範囲に美容整形におけるホクロ除去や腋臭手術が含まれるようになったことは、象徴的ではないかと思う。この医療の対象範囲の書き加え権は、資格をもった医学者の聖域とまで捉えられている節があるが、彼らの依拠する枠組みは非常にシンプルである。まずは、人体の状態を「正常」と「異常」に分けて、次いでこのうちの異常を除去することが患者の利益につながると考えるのである。しかも異常の措定方法は、社会の状況に依存して決定されるため、いかんとも恣

意性を免れ得ないのである。すると、医療専門職は、ある状態を医療の対象範囲に含めるべきか、含めるべきではないかで討論することになる。

　これを保安処分の議論に置き換えてみよう。保安処分推進派は、精神障害者の加害性を正常／異常でいうところの異常にあたるとし、除去することが患者の利益になると見立て、医療の範囲に含めるべきであると主張している。これに対して、保安処分反対派は医療の範囲に含めるべきではないと主張していくことになるが、保安処分が医療の本旨にもとるという理屈は、加害性除去を医療の範囲に含むべきか／含むべきでないかを直接的に論じたものとはなっていない。

　また、保安処分推進派は、加害が機能障害に起因するものであると主張してきた。こうした論法は、仮に加害防止自体を目的とした介入は認められないとしても、純粋に機能障害の除去を目的とした介入ならば歓迎してよいという応戦の仕方も可能になる。実際の場面でも保安処分推進派は、「患者利益のための医学を患者以外の利益のための社会防衛に使うな」という反対派の主張に対する応答として「機能障害の除去が結果として加害を防ぎ得えて、それが本人の利益になるのだ」という主張をしてきた。

　このような推進派の主張の論法に対して反対派は保安処分が患者の利益にはならないことをうまく主張できてきたのだろうか。否、そもそも、精神科医に患者の利益を代弁させていてよいのだろうか。

　このような論争は、ともすれば精神障害当事者でもない医療専門職が精神障害者の利益について論じ合っているという実に奇妙な光景そのものである。もちろん、私たち精神障害者は保安処分的なものに反対する姿勢であるし、その意味では目的達成に向けて積極的に反対派の援護をしていく必要があるとも思っている。だが、医療の範囲という議論の枠組においては、患者側が口をさしはさむ余地などほとんどないという事実を冷静に受け止めた上で、それは医者の範疇なのだと一歩引いたところから見ていく必要があるだろう。

　この間、相模原事件をめぐっては、加害の除去は精神医療の役割ではな

いという多くの文章が発信されてきた。しかし、「加害」を抑止することは精神医療の役割であるのか／ないのか、という問いが、つまるところ医療専門職のみに閉ざされた問いであるということにはほとんど言及されることはなかった。それを再び私たち精神障害者の側の問題意識に引きつけて論じ直すためには、医療者による議論の確認を通じて相対化、差異化していくプロセスが必要になるだろう。

【文献】
* Parsons, Talcott, 1951, The Social Systems, Glencoe: The Free Press.(＝1974、佐藤勉他訳『社会体系論』青木書店)
* 2016年10月6日、「容疑者の手紙、県警と園の受け止めに温度差 相模原殺傷」(『朝日新聞』asahi.com)
* 2016年12月9日、「措置入院中から――退院後の支援計画 井上充昌」(『朝日新聞』全国／朝刊)
* 2016年12月9日、「【ニュース・解説】措置入院、支援手厚く――相模原殺傷最終報告」(『読売新聞』全国／朝刊)
* 2016年12月25日、「精神医療、地域の支えを 厚生省検討メンバーに聞く」(『毎日新聞』東京／朝刊)

美しい日本
●相模原事件について

富田三樹生　Tomita Mikio

●はじめに

　事件は、私たちに大きな衝撃をもたらした。それは、一挙に19人の障害者を殺害し27人の重軽傷者を生み、しかも私たちが想定しなかった、障害者を標的としたヘイトクライムとみられるらしいことに驚愕した。それは、ナチスの障害者殺害計画を喚起した。第二次大戦後のパレスチナでのイスラエル建国を導火線とした中近東の動乱は、2001年9月11日を境に新しい戦争の時代を切り開いて混迷を極めている。2012年12月16日に安倍晋三第二次内閣が発足した。首相は「日本の安全保障の司令塔となる国家安全保障会議の設置等、外交・安全保障の強化に取り組む」と述べた。容疑者が衆議院議長に託した手紙で、安倍首相に伝言を依頼したことや、7月のこの事件の直後に「世界平和のためにbeautiful japan !!!」とツイッターしたことが報じられたことに私は考え込まされた。この「美しい日本」は明らかに、2014年10月1日に発足した「美しい日本の憲法をつくる国民の会」に結び付く。それは2014年7月1日の集団的自衛権の閣議決定を受けて、安倍政権を支える日本会議を中心とした改憲推進団体である。政権の歴史修正主義と、ヘイトスピーチの跋扈、特定秘密保護法と安全保障関連法の成立、さらには共謀罪制定の動きがある。世界政治は、テロと戦争の時代に足を踏み込んでいる。

　この事件は予想されなかったが、起きてみれば、予想しなかった私－私た

ちが愚かだったのだ、と思った。政府は、事件の本質に対処せずに池田小学校事件がもたらした医療観察法のような対処を行うのではと、身構えた。

1 ● 事件の経過

　新聞等の報道や厚生労働省の検討チーム(「相模原市の障害者支援施設における事件の検証及び再発防止策検討チーム」)の「中間報告」と「報告書」から、経過を以下に記す。

2012年12月　容疑者「津久井やまゆり園」で勤務開始
2015年1月　容疑者の刺青を職員が発見、「人生一度きりしかないので入れた」、と発言。
　さらに、同僚に「障害者は死んだ方がよい」、と言ったり遅刻を繰り返していた。
　園は顧問弁護士と相談し、業務中に刺青を見せないこと、見せれば懲戒処分にすることで合意。
2015年1月20日　ツイッターで「会社に刺青ばれました。笑顔で乗り切ろうと思います。25歳もがんばるぞ!」(朝日7月26日)
2015年6月　路上で男性をけがさせた傷害容疑で警視庁が捜査。路上で20代の男性と口論、全治1週間のけがをおわせる。12月八王子署が書類送検。
2015年7月23日　ミュンヘン銃乱射事件「ドイツで銃乱射。玩具ならおもしろいのに」(朝日7月28日)
2016年2月14日〜15日
　14日　衆議院議長公邸に手紙を持って訪れた。警察官の職務質問により立ち去った。
　15日　再び訪れる。二時間も坐り込んだため公邸はやむをえず手紙を受

け取った。警視庁麴町署は神奈川県警津久井署に手紙の内容を連絡。衆議院議長あての手紙は以下の様なものである。

「衆議員議長大島理森様

……私は障害者総勢470人を抹殺することができます。

　常軌を逸する発言であることは重々理解しております。しかし、保護者の疲れきった表情、施設で働いている職員の生気に欠けた瞳、日本国と世界の為（ため）と思い、居ても立っても居られずに本日行動に移した次第であります。

　理由は世界経済の活性化、本格的第三次世界大戦を未然に防ぐことができるかもしれないと考えたからです。

　私の目標は重複障害者の方が家庭内での生活、及び社会活動が極めて困難な場合、保護者の同意を得て安楽死できる世界です。

　重複障害者に対する命のあり方は未だに答えが見つかっていない所と考えました。障害者は不幸を作ることしかできません。

　今こそ革命を行い、全人類の為に必要不可欠である辛（つら）い決断をする時だと考えます。日本国が大きな第一歩を踏み出すのです。……

　是非、安倍晋三様のお耳に伝えて頂ければと思います。

文責　植松　聖

　作戦内容

……重複障害者が在籍している2つの園を標的とします。

　見守り職員は結束バンドで身動き、外部との連絡をとれなくします。

　職員は絶対に傷つけず、速やかに作戦を実行します。

　2つの園260名を抹殺した後は自首します。

　作戦を実行するには私からのいくつかの要望がございます。

　逮捕後の監禁は最長2年までとし、その後は自由な人生を送らせて下さい。

　心神喪失による無罪。

新しい名前（伊黒嵩）本籍、運転免許証等の生活に必要な書類。
　　美容整形による一般社会への擬態。
　　金銭的支援五億円。
　　これを確約して頂ければと考えております。
　　ご決断頂ければ、いつでも作戦を実行致します。
　　……」

2月19日
　津久井やまゆり園長と容疑者は面談した。この時、施設側からの要請で「容疑者がどのような行動に出るか心配」のため隣室で津久井署員が待機した。容疑者は「障害者は生きていても無駄」、「ずっと車いすに縛られて暮らすことが幸せなのか。周りを不幸にする。最近憎く思うようになった」などと主張。ナチスドイツの考え方と同じだ、と園長に言われると、「そう取られてもかまわない。自分は正しい」と譲らなかった。（中間報告、毎日7月28日）

　結局、容疑者は自主退職した。その後、容疑者は、警察官に対して、「日本国の指示があれば大量抹殺できる」などと繰り返した。それにより警察官職務執行法により保護し、相模原市に精神保健福祉法23条に基づき措置通報した。その夜、一連の言動と衆議院議長宛ての手紙を踏まえて、北里大学東病院の一名の指定医の診察で、緊急措置入院を決めた。その時の診断は躁病であった。

2月19日　夜尿検査で大麻陽性反応と出た。
2月22日　月曜日指定医二名による措置診察を行った。二名とも手紙を直接見なかったがその内容は緊急措置入院の診察録や事前調査の記録により確認した。
　　　　第一指定医の診断　主たる病名は大麻精神病、従たる精神障害は非社会性パーソナリティ障害。
　　　　第二指定医の診断　妄想性障害（高揚気分、妄想、焦燥、易怒性・被刺激性亢進などを認める）とし、薬物性精神

　　　　　　障害を併記した。
　　いずれも自傷他害のおそれで要措置入院とした。
3月2日　東病院の指定医は措置症状の消退を確認し、「大麻使用による精神及び行動の障害」と診断をした。症状消退届では、帰住先は八王子（両親の住所）と記されていた（実際には相模原市に容疑者は帰った）。中間報告は上記の診断について、他の精神障害の可能性の検討を十分しなかったこと、上記診断であったとするなら大麻の再使用による他害のリスクや再使用防止の為の支援について検討を行うことなく、「訪問指導に関する意見」と「障害福祉サービス等の活用に関する意見」の記載（義務ではない）は無かった、と指摘した。相模原市は即日措置を解除し退院とした。相模原市の措置解除は精神保健福祉課長が解除を決定した（以上中間報告）。
　　• 市は県警察や園に連絡しなかった（東京7月27日）。
　　また「麻薬および向精神薬取締法」（麻向法）における麻薬中毒者とは診断せず、麻向法に基づく都道府県知事への届出をしなかった（中間報告）。
3月4日　県警察は植松容疑者の退院を、園からの連絡で知り、署員が自宅に訪問したが会えなかった。親に連絡をとって実家にいることを確認した。親に、容疑者の動向を連絡するように依頼したが事件まで連絡は無かった（東京7月27日）。
3月24日から31日まで容疑者は市から生活保護受給した（東京8月3日）。
　　生保受給に関連して市職員は3回面談している。
4月下旬　園は津久井署の助言を受けて防犯カメラを16台設置した。
　　園の職員にとって植松容疑者は警戒対象であった（週刊朝日8・12日号）。
7月25日
　　飲食店に車を放置し、110番通報、同署に引き取りに行く。津久井署は「特異な様子は無かった」として職質はしなかった。
　　この間施設を設置する県側に情報提供は無かった。
7月26日未明　施設に侵入。職員を結束バンドで縛り、入所者を殺傷

死者19人　　女性10人、男性9人
　　けが26人　　女性5人、男性21人
犯行後午前二時五十分ごろ植松容疑者はツイッターに書き込んだ。
　　　「世界が平和になりますようにbeautiful Japan !!!!」(週刊朝日8・12号)。
7月28日
　安倍晋三首相　関係閣僚会議で、「措置入院後のフォローアップなど必要な対策を早急に検討し、実行に移してほしい」。
　→厚生労働大臣は精神保健福祉法の改正を視野に入れた有識者会議を月内に立ちあげる方針を示す。
8月19日　「相模原市の障害者支援施設における事件の検証及び再発防止策検討チーム」発足。
　座長　山本輝之成城大学法学部教授
8月29日　「相模原市の障害者支援施設における事件とその後の動向に対する見解」(公益社団法人　日本精神神経学会　法委員会)
9月14日　検討チームは「中間報告」を公表した。
　事件の経過と容疑者の措置入院の運用の過程を検証し、措置入院制度の運用の強化についての方向性を示した内容となっている。
12月8日　「相模原市の障害者支援施設における事件の検証及び再発防止策検討チーム」「報告書～再発防止の提言～」を発表した。
　提言の骨格
　基本的な考え方としては、措置権者である都道府県知事等が責任主体として明確化し、以下の事を行う。
　　1 全ての措置入院患者を対象に、退院後支援計画案を作成する。
　　2 計画案の作成に当たり、退院支援の関係者が参加する調整会議を開催する。帰住先の保健所設置自治体、入院先病院、通院先医療機関、必要に応じて福祉サービス事業者、本人・家族等が出席。
　　3 都道府県等が症状消退を踏まえて措置解除するが、疑義があれば、(都道府県等の)精神科医の意見を聴く。

4 措置入院先病院からの意見を踏まえて退院支援計画を決定。
措置入院先病院が行う事は、以下である。
　　1 病院管理者は退院後生活環境相談員を専任する。
　　2 院内多職種で退院支援ニーズアセスメントを実施。
　　3 症状消退届に以下を記入。
①アセスメント結果
②退院後支援計画案に関する意見
　　今までは、消退届に訪問指導等に関する意見を記すことは義務ではなく任意であったが、これを上記のようにする。措置解除については、事実上入院先の指定医の判断を踏襲していたことに対し、措置権者に責任を持たせ、退院後支援の計画策定をさせる。
2017年1月21日
「『報告書〜再発防止策の提言〜』をふまえた相模原事件の再発防止策について」（日本精神神経学会法委員会委員長　富田三樹生）
　　要点：この事件をヘイトクライムとしてとらえなければならず、社会として取り組むべきであるとし、精神科医療の問題に狭めることの問題を指摘し、措置権者による直接の退院支援計画を作成するという変更を中心とする措置入院の治安的強化につながる報告書の方向に反対した。
2月（2016年9月〜2017年2月精神鑑定）自己愛性パーソナリティー障害と鑑定（東京新聞）。
2月24日　横浜地検は殺人等の罪で起訴（東京新聞）。

2 ●二つの問題

1・措置入院制度ではなくヘイトクライム規制こそが課題だ
　この事件とその経過が私たちにつきつけている問題の第一は、厚生労働

省の下に作られた検討チームの提起がもたらす措置入院制度の管理強化の問題である。日本精神神経学会の法委員会は、この事件を基本的にヘイトクライムとしてとらえ、対象属性と攻撃対象を特定した合目的性と計画性に基づいた事件を、措置入院の制度運用の欠陥によるものとしてとらえることの過ちを指摘し、検討チームの中間報告（中間とりまとめ～事件の検証を中心として～平成28年9月14日）と報告書（報告書～再発防止の提言～平成28年12月8日）の方針を批判した。12月8日の報告書については平成29年1月21日付けで見解を出した。報告書は、詳細な観点から、事件に関連して、措置入院の制度と運用の欠陥を指摘して、「今回の事件が、退院後に医療・保健・福祉・生活面の支援を継続的に受けられる確実な仕組みがあれば、事件の発生を防ぐことができていた可能性がある」とし、「同様の事件が二度と発生しないように」提言したとしている。すなわち、検討チームの指摘する欠陥は、可能性と言う限り誰も否定できない。だからこそ、事件の基本的骨格と診断－見立てが問題となる。間もなく鑑定結果は出る（2017年2月末鑑定結果が出たと報じられたが詳細は不明）だろうが、刑事責任能力の有無のみではない容疑者の病歴や社会的背景が明らかになり、事件の全体像がより浮かびあがるだろう。報告書は警察の対応については、法令に沿ったものであったとして、簡単に済ませて不問に付している。私は、この事件の本質をヘイトクライムであると考える。そうであるとすれば、医療の問題は少なくともわき役である。容疑者は特定の属性を持った対象を具体的に指定して犯行を予告し、それにより警察は措置通報をしている。国民の広範囲な思想・行為予備を対象に共謀罪を成立させようとしている政府は、ヘイトクライム規制を回避して精神科患者の治安強化にすり替えようとしている。

　共生社会の実現に向けた取り組みと共に、ヘイトスピーチ・ヘイトクライムの社会的法的規制を強化する方向性を真剣に検討することが政府のなすべきことである。しかるに、報告書は措置入院の退院時の出口を行政が直接に行う方策を提起し、「退院後支援」も措置入院に限っている。医療行

為を行っていない措置権者が、直接に上記12月8日の報告書の1から4まで行うとしている。精神保健福祉法第19条の七、八によって都道府県等の設立した精神科病院及び措置指定病院に法29条の措置入院に関する規定を措置権者＝都道府県等は委任しているのであって、改めてこのようなことを規定する必要はないのである。これは、医療観察法と同じ形式の治安強化のための行政版と云えよう。

　措置権者及び厚生労働省がすべきことは本来、措置入院の医療体制の整備や患者の人権などが適切に扱われているかの監督である。従来はそれが不十分であったことが問題なのである。措置入院の退院時の出口を焦点化することにより、やるべきことを回避している。後述するナチスの障害者抹殺は、医療の中央集権的国家統制が医療の目的を国有化することになり、患者・障害者個々人を抹殺するにいたったと見られるのであり、医療目的の官僚統制は危険である。

　措置入院の「自傷他害のおそれ」要件は、精神病症状の緊急事態の社会的な外形的指標に過ぎない、と考える必要がある。他方で、司法の関与と医療の関与の線引きがあいまいな事例があることは事実であり、その問題については調査も検討もなされていない。措置入院は東京を代表とする大都市圏では警察官通報による23条通報と結びついた精神科救急とほぼ同義になっている。地方ではその地方の特有の状況に応じて実施されている。両者が精神保健福祉法の同一の手順の中で対処されているが各々の特性と問題が明らかにされなければならない。その上で、課題とされてきた医療法特例を基本とする医療で非自発的入院を行なってきた矛盾を、他の入院形態をも含めて検討し、その抜本的改革に向けて議論をするのでなければならない。

2・優生学、国家、戦争 ── ナチスを想起して

　三野（旧優生保護法と精神科医療：相模原障害者殺傷事件がつきつけたもの　精神神経学雑誌118号第11号）が指摘しているように、旧優生保護

法については、日本精神神経学会として一部の識者を除いて問題化・政治化したものは限られている。岐阜大学胎児人体実験（「岐阜大学神経精神科における胎児解剖研究」に対する見解――研究と人権問題委員会報告　昭和61年通常総会議事報告　精神神経誌88巻8号　1986）がそれに関連した問題であったが、全国「精神病」者集団からの提起を受けて、研究と人権問題委員会が1990年、91年に報告書を出した（資料　優生保護法――優生保護法問題小委員会報告にかえて　精神神経学雑誌91巻12号、優生保護法に関する意見　研究と人権問題委員会・優生保護法小委員会　精神神経学雑誌93巻12号）。胎児人体実験は日本精神神経学会を揺るがせる事件だったが、委員会が旧優生保護法の問題点を指摘し、その優生思想に基づく優生手術や中絶条項の削除を提言した。しかし、日本精神神経学会はそれ以上の行動を行っていない。そのうちに1996年優生保護法は優生的条項を削除し母体保護法に変わった。変えた主体に精神科医－日本精神神経学会はなりえていない。

　私も、当時それ以上の問題意識をもって発言・行動をしていない。つまり問題意識も知識も欠けていたと認めなければならない。

　他方、近年、日本精神神経学会総会でナチス時代の障害者安楽死政策の実情のパネル写真が展示され、ドイツの精神医学精神療法神経学会（DGPPN）の会長の謝罪表明が資料（70年間の沈黙を破って――ドイツ精神医学精神療法学会（DGPPN）の2010年総会における謝罪表明　（付）追悼式典におけるDGPPNフランク・シュナイダー会長の談話「ナチ時代の精神医学――回想と責任」邦訳　岩井一正：精神神経学雑誌113巻8号）として学会誌に掲載された。学会としては、そのようなイベントを行い紹介しながら、それを、自らの問題として主体的に取り込んだということからは遠い。

　事件後、読んだ本で、『優生学と人間社会』（米本昌平、松原洋子、橳島次郎、市野川容孝　講談社現代新書　2000年初版）がある。それによると、優生学という学問が、神による世界創造説から離陸したダーウィンの進化論－自然淘汰説という近代生物学の誕生というパラダイム変換から発する

こと、それは英国・米国から始まり、現代では生殖医学の問題に焦点があたっていくという大きな道筋があり、「人間社会」の中で否応なく生命倫理と優生思想が切り結ぶことになっている。米本昌平（終章　生命科学の世紀はどこに向かうのか）は、1970年前後に、優生学は「否定的に再発見された」ことが、その本の帰結である、としている。その理由に以下の三点をあげる。第一に、60年代に公民権運動が起こり、これに続いて社会的マイノリティなどの権利回復運動が起こったこと、第二に、60年代後半に反公害運動やベトナム反戦運動が起こり、科学第一主義や専門研究者に対して厳しい目が向けられたこと、第三に、60年代を通して分子生物学が確立し、遺伝の基本原理が明らかにされDNA操作が可能となり、この方向の危険性と希望が両義的に議論されるようになったこと。

ナチスの安楽死－障害者殺害政策についての市野川の議論（第二章　ドイツ——優生学はナチズムか？）は発見的なものであった。『ナチスドイツと障害者「安楽死」計画』（ヒュー・G. ギャラファー　長瀬修訳　現代書館）を参照しながら、以下、市野川をなぞる。

優生学の発展の中で、福祉政策は、虚弱体質者への延命と生殖可能性に手を差し伸べるものであるゆえに思想的には自然淘汰を根拠とする優生学とは逆の政策として考えられたこと、逆に、戦争は屈強な男達を戦争で多く失うことから逆淘汰と考えられ、優生学者は戦争反対を主張したことなどが具体的な事例を通して記されている。また優生学は人種差別とは本来結びついたものではなく別物としてとらえられ、ナチスによって結び付けられた。

アルフレート・プレッツの優生学思想（1910年10月フランクフルトでの第一回社会学者会議の講演）は福祉政策と優生学の矛盾を解くものとして位置付けられる。

それは以下のようになる。

社会と種の峻別

社会：隣人愛や愛他主義による相互扶助

種：持続する生命体
1）時間的連続性
2）個々の要素を超越した連続体　個々の生命を犠牲にしても必要である。彼の優生学はこの点で社会の原理を批判する。
3）闘争－淘汰の原理

　生物的個体と種のレベルでの淘汰の原理に定位して社会の相互扶助の原理を救出する方策として、優生学の着目すべきポイントを個体の出生前の段階、遺伝疾患を持つものや障害者の結婚や子作り、さらには生殖細胞の制御の段階へと移動した。

　ワイマール憲法は自由主義経済に一定の歯止めをかけ、「労働者の権利」と、「包括的な社会保険の導入」や「人間としての尊厳を有する生活」を保障した。優生学はこのワイマール共和国で（さらに北欧福祉国家で）徐々に浸透する。他方、この動向とは別に、「生きるに値しない者」の抹殺の思想が生まれていた。精神医学者アルフレート・ホッヘと法学者カール・ビンディングによる敗戦後間もない1920年の「生きるに値しない命を終わらせる行為の解禁」という本がそれである。ドイツにとって、ワイマール時代は第一次大戦の敗北による屈辱と経済的危機の時代であり、ホッヘ等の思想は特異なものではなかった。

　プレッツは1933年ナチスによって実現された断種法によって緒についた優生政策がさらに実現されることに期待したが、その戦争の危険性には、反対した。1935年のベルリンで開催された「人種衛生学（筆者注：優生学にほぼ同義）と戦争」という講演では、「……人種衛生学を妨害する最も恐ろしい敵は戦争に他なりません。人種衛生学は今日、必要不可欠なものであるがゆえに、われらドイツ人の総統ヒトラーも、国家社会主義者はこれを全生活の中心に据えなければならないと宣言したのです。この人種衛生学は平和においてのみ、その実を結ぶことができるのであって、それ以外に道はありえません！……」

　他方ワイマール共和国は、北欧諸国と同様に、20世紀に入ってから、出

生率は低下し、第一次大戦後は急降下し、合計特殊出生率は2.0以下になった。人口の量の拡大が不可欠な社会的要請の中で優生学者は、敗戦後の貧困と社会矛盾の中で、子供の養育の社会化・国有化のプログラムを語りながら、人口の質の向上を目指す優生政策を抑制した。社民党の大勢は生産手段の国有化に重点を置いた。

　1933年1月ナチス政権が誕生した。誕生したナチスは、3月授権法によって立法権まで手中にし、世界恐慌の最中に、戦争政策・軍需と公共事業によって経済と雇用を奇跡的に回復し圧倒的な国民の支持を得た。国家社会主義は社会ダーウィニズム（人種差別主義と優生思想）において、応用生物学思想であった、とギャラファーは云っている。ナチス政権はワイマール期の議論の延長線上で7月に断種法（遺伝病子孫予防法）を成立させた。この法律はワイマール体制下で実現できなかったものの達成であり、不妊手術は本人の同意なしで実施できることになった。市野川によればナチスにもたらされた重要な変化は、むしろ次のような点である。

　医療はその「強制的同質化」に特徴がある。州や都市の独自性はナチス政権によって中央集権的に統括され、保健局が管轄し、経費は全て国または自治体によって賄われた。タバコやアルコールが忌避され健康が称揚された。保健局の医師は、患者からの報酬に依存せず、医学的に「正しい」ことを遂行しなければならなかった。1935年の「帝国医務規定」は医師の職業的自律性を奪った。医師は、個々の病める人間ではなく、国家や社会や民族体の利益に目を向けることが強要された。人間の国有化の医療における達成であった。

　第一条「医師は、個々の人間ならびに民族全体の健康に奉仕することを職務とする」

　第十三条は、医師は職務遂行の過程で知りえたことは、原則的に他人に漏らしてはならないが、「健全な民族感情によって正当化される目的を全うするため」に守秘義務の解除がむしろ義務とされた。断種法に規定された遺伝病などの患者に、不妊手術を遺伝健康裁判所に申請しなかった場合、

医療活動の永久停止を含む処罰を科した。

　1933年11月常習犯罪取締法が可決された。ターゲットは精神病質者である。刑法51条で免責される代わりに各施設で拘禁されたが、その出所と引き換えに去勢手術を認めた。

　婚姻健康法（ドイツ民族の遺伝的健康を守るための法律）では、結核、性病、断種法で規定された遺伝病、あるいは精神障害を持つ者の結婚が禁じられた。また、婚姻に際しては、これらの病気や障害が無いことを証明する「婚姻適性証明書」を保健局からもらうことがすべての人に義務付けられた。この業務の全てを実施することは保健局にとって不可能であり第二次大戦勃発後は実施されなかった。

　ナチスにおける優生学と人種主義との結合は次のような政治過程を経た。
1935年帝国公民法　ユダヤ人から市民権を奪った。
　　　　血統保護法　ドイツ人とユダヤ人の結婚を禁じた。
1939年9月1日三つの事柄が起こった。

①ドイツ軍のポーランド侵攻が起こった。3日英仏がドイツに宣戦布告し、第二次大戦が始まった。

②遺伝病子孫予防法（断種法）の不妊手術は原則的に中止され、婚姻健康法の婚姻前検診も中止された。

③AktionT4（計画の本部はベルリンのTiergartenstrasse4）安楽死計画をヒトラーは命じた。しかし、ヒトラーの命令は次のようなものであった。「帝国指導者フィリップ・ボウラーと医学博士カール・ブラントに、人知では治癒不能と判断される人間に対して、症状の最も慎重な診察の上に安楽死がもたらされるよう、指名された特定の医師の権限を拡大する責任を与える」。すなわち、現実的な情況を別にすれば、ナチスに組み込まれた医師集団に、安楽死の権限を与えたものであり、安楽死を命じたものではなかった。また法的に整備されたものでもなく秘密裏に実行された。医師集団は、この権限をこの命令の文言以上に拡大し実行した。ドイツ国内や占領地で施設

の障害者や精神障害者のガス室での殺害が始まった。病院、施設に送付された安楽死候補者の登録名簿は、「掃除等施設の機械的作業しかできない」精神分裂病、てんかん、老人性疾患、治療に反応しない麻痺や他の梅毒性障害、脳炎、ハンチントン舞踏病等もしくは、少なくとも五年以上継続的に入所しているもの、もしくは犯罪性精神病者、もしくはドイツ国民でないもの等が記録され返送されなければならなかった。ここからは、現実には「遺伝」がそれほど重視されていたとは言えない。1941年8月3日ミュンスターカトリック教会の人望あついクレメンス・アウグスト・ガレーン司教は説教において命がけで殺害政策を徹底的に非難した。この愛国者でもある司教は、ナチスの戦争やユダヤ人のホロコーストには何も触れなかった。対ソ戦争の最中にあったヒトラーは、国内の動揺を恐れて8月24日安楽死計画の中止を命じた。しかし、この殺害安楽死政策は、医薬品や計画された餓死によって（上記、フランク・シュナイダー）精神科医たちによって自発的に継続された。当時、ナチスのこのような政策に公然と組織的に対抗したのはカトリック教会だけであった。医師を中心として病院や施設の職員は日常業務として凡庸に（ハンナ・アーレント）計画を実行した。当然その秘密は知れ渡った。この殺害政策の現場では患者や家族の間には抵抗が起こり、少数の医師は明確に反対を表明し、あるいは「内面的に亡命し」抵抗した者たちもいた。

ガレーン司教の説教は1930年ローマ教皇ピウス11世によって出された回勅書「聖なる婚姻について」を淵源とする。この回勅書は、当時の女性解放運動を過ちと断じ、家長たる夫を中心にした一夫一婦制こそが唯一の正しい結婚形態であること、避妊も両性の合意による禁欲を唯一の例外として非難すべきものであり、中絶も母親の生命が危ぶまれる以外は禁じられ、不妊手術も認められない、とした。優生学者が低価値者としてさげすむ人々にも結婚して子供をも

つ権利があると言い切った。ワイマール期の進歩的知識人はこれを時代錯誤として批判していた。

市野川によれば、安楽死計画は、1933年の断種法に始まるナチス優生政策の到達点であったが、他方で、その優生政策が終わりを迎えた。理由は、第一に、最悪の逆淘汰である戦争が始まったために人種衛生学－優生学は無に帰した。第二に、優生学のポイントは生殖・出生の時点にあり、「安楽死は社会秩序の根源的基盤である、個々人の生命に対する畏敬の念が著しく損なわれる」(「人間の淘汰と人種衛生学」1932年フリッツ・レンツ)ことになる。障害者の安楽死殺害政策は、ユダヤ人のホロコーストにつながった一つの脈絡をなしている。他方、殺す側の論理からすれば、ヒトラーの側近で安楽死計画にも関与したヴィクトア・ブラックのニュールンベルグ裁判の証言では、障害者の安楽死はドイツ人にのみ与えられる恩恵と位置付けられた。この証言によれば、人種差別によるホロコーストと障害者の安楽死は一つのものではなかった。現実には、ブラックの証言とは異なり、動き出した安楽死計画は民族の別はなくユダヤ人にも実施された(ヒュー・G. ギャラファー)。

相模原事件が召喚したナチス時代の安楽死と優生政策は、人種差別と障害者差別の同一性と異質性、国家と戦争、人口政策と福祉政策などの位相の中で絡み合う。さらに、ダーウィン以前の保守的・原理的な神の位相でのみ、ナチスの究極の差別と殺害を強要する国家に唯一組織的に抵抗できた人々がいた。

現代優生学のポイントである、生殖医学・生前診断・遺伝子診断・治療と産む／産まない選択と女性の自己選択、身体はどこまでどのように私の身体か、という『私的所有論』(勁草書房　立岩信也　1997年)と、自己選択を限界づける普遍倫理－「神」、現実社会・国家の功利と差別と倫理、国家と個人と戦争、医師・医療職という職業と国家、これらを私たちはどう論じてゆけばよいのか、大きな課題がつきつけられている。

当事者の立場から考える自立とは

熊谷晋一郎　Kumagaya Shinichiro

● 要旨

　自立生活運動が、依存しないという意味での自立（independence）や自己決定という意味での自律（autonomy）を個人に強いる近代的規範を、健常者のみならず障害者にも普遍化しようとする実践に過ぎないとしたら、障害者の中に、自己決定能力や自立度による縮小再生産的な序列化をもたらすことになる。また、地域で自立生活を送る障害者たちの中には、体の痛みや孤立、身体のゆらぎに直面している人々もおり、自己決定の困難を経験している。こうした困難から示唆されるのは、自己決定や自立に先行する条件として、たくさんの信頼できる依存先が必要不可欠であることである。自立生活が痛みに満ちた孤立生活にならないために、自立生活運動と依存症自助グループの協働を提案する。

　筆者は、2016年7月に、津久井やまゆり園で起きた事件のことが、今でもなお消化できないでいる。この事件の何が、筆者にとって、そして恐らく多くの障害者にとって衝撃的だったのだろうか。一つには、生産能力のある人かどうかという基準で、生きていてよいかが決められるという極端な優生思想が犯行の動機として語られたということだ。しかし、それを容疑者の特殊な考え方とみなしてよいのだろうか。例えば、障害者の自立生

活運動は、優生思想から無縁だったのだろうか。自己決定、自己コントロールができる当事者はよいけれども、そこに困難を抱える当事者は、序列の下に置かれるという事態に対して、十分に自己批判をしてきたかと振り返ると、自分も含めて不十分であると思う。そして、その問題を避けていたら、この事件への応答責任を、果たすことはできないだろう。

　後述するが、薬物依存症を引き起こす原因として、理想に向かって、なるべく人に頼らず、インディペンデントに生きていこうという規範が重視されている。近代的な自立心や自己決定・自己コントロールへの過信が、依存症を引き起こすという逆説を踏まえたときに、筆者は、近代的価値をマイノリティにも普遍化しようとしてきた運動が見逃しがちな問題、すなわち、逃れ難く巻き込まれている能力主義に対して、どのように距離を取り、しかし再び近代的価値に着地するのかという問題を、依存症の自助グループは意識的に考え続け、実践を蓄積してきたのではないかと見ている。

　筆者は個人的に、障害者運動は、依存症の自助実践と手を組むべきだと感じている。本稿では、自立生活運動は、自立能力のようなかたちで、個人能力主義を密輸入してこなかったかについて振り返るとともに、依存症当事者の思想と実践の中から、自立生活運動は何を学ぶことができるのかについて、予備的な考察を行うことにしたい。

1 ●痛みが教えてくれたこと
―― 自己身体への信頼と依存

　自立生活運動は、障害についての人々の考え方を大きく変えていった。従来、障害とは、障害者の体の中に宿るものであり、医学的な方法でそれを取り除くことではじめて、解決されるものであると考えられてきた。今日このような障害の捉え方は、障害についての「医学モデル」と呼ばれている。しかしそのような考え方に対して、自立生活運動は異議申し立てをし、障害者の体の中に宿るものではなく、少数派の体と、その体を受け入

れない社会との「間」に生じる摩擦こそが障害だと主張した。このような捉え方は、障害の「社会モデル」と呼ばれる[*1]。

社会モデルの考え方は、リハビリ漬けの毎日の中で、自分の身体を矯正すべきものとして否定し続けてきた筆者にとっても、まさに目から鱗の発想の転換であった。筆者は、10代の頃に障害者運動の思想に触れて以来、現在に至るまで大きな影響を受け続けている。

しかし近年、社会モデルの発想だけではうまく割り切れない、様々な新しい問題が浮上しつつある。筆者の個人史においても、この新しい問題は、「痛み」という形で現れた。30歳を過ぎた頃に、ある朝起きると、首の後ろから左腕にかけて、これまで経験したことのないような、電気の走るような強い痛みに襲われた。初めて経験する感覚は、強い不安を伴うものである。この感覚は、何を意味するのだろうか。なにか大きな異変がからだに生じているのだろうか。次にどのように動けばいいのだろうか。昨日と同じように体を動かしても、取り返しのつかないことにならないだろうか……。未経験の痛みは一瞬のうちに、昨日まで空気のように享受していた「私のからだはこのようなものであり、このように動かせばこのように応答するはずだ」という自己身体への信頼を打ち砕いた。

身体への信頼を失うと、二次的に様々なものが失われる。たとえば意思決定能力である[*2]。次の行為に関して、いくつかの選択肢の中から一つを選ぶためには、各々の選択肢について、それを選んだらどのような結果が訪れるかについて、ある程度の予期ができている必要がある。したがって選択と結果をつなぐ予期が失われると、これが困難になる。次に右足を一歩前に出していいかどうかさえ、逡巡を伴うものになってしまうのである。

障害者運動において、意思決定は重要な能力とみなされることが多かっ

[*1] 星加良司（2007）．障害とは何か——ディスアビリティの社会理論に向けて．東京：生活書院．

[*2] Apkarian, A.V. et al. (2004). Chronic pain patients are impaired on an emotional decision-making task. *Pain*. 108, 129-36.

た。「自分で出来る必要はないが、自分で決めることだけは譲らない」という自己決定の原則が障害者運動のなかで重要視された背景には、いつ水を飲むべきか、いつトイレに行くべきか、何を食べるか、どのように生きていくかなど、生活や人生の重要な決定にかんして、障害者本人ではなく、家族や介護者の意思が優先されてきたという苦い歴史がある。そのような歴史をくりかえさないためには、自己決定の原則が重要なものであることは論を待たない。

　しかし、この原則は同時に、障害者運動の中に、意思決定能力に基づく序列化が生じうる可能性を示唆している。痛みの経験を通して筆者が痛感したのは、意思決定能力の前提条件として、身体への信頼と依存が必要不可欠であるということである。思えばこれまで主に障害者運動をリードしてきたのは、たとえ障害が重くても、日内変動や季節性変動、進行や軽減といった継時的なゆらぎの振幅が小さい、安定した身体状態を享受してきた障害者たちだったといえるかもしれない。ゆらぎの小ささは、信頼にとって必要な条件である。[*3]

2 ● 依存症が教えてくれたこと
──　他者への信頼と依存

　痛みの問題を当事者研究していた筆者は、2010年ころ、依存症の仲間と出会った。実は、痛みと依存症という2つの病態には共通する部分が多いことが知られている。例えば2001年に、アメリカ疼痛医療学会（American

---

*3　筆者は、発達障害や知的障害、精神障害と名付けられる人々の身体性に着目した研究を行っているが、その中で重要な要素の一つは、自分の身体の挙動を予測しやすいか否か、その予測内容が周囲と共有されているかどうかという点にあると考えている。
熊谷晋一郎（2016）．自閉スペクトラム症の研究において地域性・時代性に依存するdisabilityと個体側のimpairmentを区別することの重要性．発達心理学研究, 27(4): 322-334.

Academy of Pain Medicine)、全米疼痛協会（American Pain Society）、アメリカアディクション医学会（American Society of Addiction Medicine）の三学会は共同で、「痛み」と「依存症」とは別の診断カテゴリーではなく、互いに重なり合う疾患概念であるということを共同声明として発表している。薬理作用の面からみても、依存性のある薬剤のほとんどは、同時に除痛効果を持つことがよく知られており、臨床像の面でも、慢性の疼痛を持つ患者が依存症者と似たふるまいをすることは、昔からいわれている[*4]。鎮痛薬のきかない難治性の痛みがきっかけとなってアディクションに至る人も少なくないようだ。依存症と、疼痛慢性化の危険因子も重なり合う部分が多く、ストレス、睡眠障害、抑うつ、不安症状はすべて、痛みを増強し、鎮痛効果を減らすが、疫学調査によると、これらの精神的不調は依存症の危険因子でもある[*5]。

　このように、薬理作用の面でも、臨床像の面でも、危険因子の面でも、依存症と痛みは地続きである。依存症者の日常は、「痛みがあるのに、鎮痛剤を使うとまた依存症に逆戻りしてしまう」という厳しい状況におかれやすいといえる。

　身体障害者は、身体と、主流派向けの環境との物理的な相性が悪いため、依存できる環境資源が少なくなるという特徴がある。そして自立生活運動において目指された自立の概念は、依存しないこと（independence）ではなく、社会モデルに基づき、少数派にとって相性の良い依存先を増やすこと（multi-dependence）だったはずだ。一方で、依存症者の場合は物理的な相性というよりも、「環境が私を支えてくれるはずだという信頼」を失ってしまうことによって、依存できる資源が少なくなると考えられる。すでに先

＊4　Weissman, D. E.: Understanding pseudoaddiction. Journal of Pain and Symptom Management, 9; 74, 1994.

＊5　Compton, P., & Gebhart, G. F.: The neurophysiology of pain and interfaces with addiction. (ed.), Graham, A. W., Schultz, T. K., Mayo-Smith, M. F., et al.: Principles of Addiction Medicine (3rd ed.). American Society of Addiction Medicine, Chevy Chase, MD, 1385-1404, 2003.

行研究では、専門外来を受診する依存症患者の約半数が、心的外傷後ストレス障害（PTSD）の診断を満たしているということや[*6]、PTSDの合併によって依存症の予後が悪くなると[*7]報告されている。また、PTSDがその後の依存症発症を予測するという研究[*8]や、PTSDの症状を和らげるための自己対処法として依存症をとらえるモデル[*9]も提案されている。

　環境には人的環境と物的環境の二つがある。親からの虐待といった養育環境の問題が、依存症の発症や予後の悪さを予測するという研究[*10]を踏まえると、依存症者が信頼を失うことによって依存できなくなる環境というのは、主に人的環境と言える。人は誰でも、依存なしには生きられない。そのような生存の条件の下で、人的環境に依存できないということになれば、消去法で物的環境に依存するしかなくなるのは必然と言えるだろう。

　依存症の仲間によれば、虐待を受けると自己身体への見通しと信頼も失われるようだ。依存症自助グループ「ダルク女性ハウス」代表の上岡によると、依存症者の多くはそれまで、「痛い」と感じてまわりの大人に話しても、相手にされなかったり逆に落ち度を責められたりしてきたため、どのくらいの痛みなら「痛い」と言っていいのかさえわからないという。「実はみんな想像を絶するレベルで身体の感覚がわからなくなっています」と上

---

*6　Brady KT, Back S, Coffey SF. Substance abuse and posttraumatic stress disorder. Curr Dir Psychol Sci. 2004; 13: 206–9.

*7　Simpson TL, Stappenbeck CA, Varra AA, Moore SA, Kaysen D. Symptoms of posttraumatic stress predict craving among alcohol treatment seekers: results of a daily monitoring study. Psychol Addict Behav. 2012

*8　Chilcoat HD, Breslau N. Posttraumatic stress disorder and drug disorders: testing causal pathways. Arch Gen Psychiatry. 1998; 55:913–7.

*9　Khantzian, EJ. Treating addiction as a human process. Jason Aronson; Northvale, NJ: 1999.

*10　Schumacher JA, Coffey SF, Stasiewicz PR. Symptom severity, alcohol craving, and age of trauma onset in childhood and adolescent trauma survivors with comorbid alcohol dependence and posttraumatic stress disorder. Am J Addict. 2006; 15(6): 422–425.

岡は述べる。*11

3 ● 自立が孤立にならないために

　以上みてきたように、自分の身体や周囲の人々に対する信頼を失うことが、痛みや依存症の背景には存在している。*12 身体障害者の自立生活運動においても、依存せず、自己コントロールを過信するという意味での自立を目指すと、このように、痛みや孤立、ひいては病的な依存状態をもたらす。実際に、筆者だけでなく、地域で自立生活をしている身体障害者から、痛みをどうにかしたい、孤独で飲酒量が増えたなどの相談を受けることは少なくない。とりわけ、信頼できる家族の存在を感じられずに幼少期を施設で過ごした障害者にとっては、地域での自立生活が容易に孤立生活に転じ、施設にもどりたいという気持ちが募ることもある。

　障害者の自立生活が、孤立生活になってしまわないためには、依存症からの回復がどのようなものなのかについて目を向ける必要がある。依存症からの回復とは、依存薬物というなけなしの依存先を断ち切ること（independence）では決してない。むしろ、依存薬物以外に、新たな依存先を開拓すること（multi-dependence）で、依存薬物への依存度を浅くしていき、やがては依存薬物に（依存してもいいが、しかし）依存しなくてもやっていけるような状態になることこそが、依存症からの回復だといえるだろう。

　逆に、「強い意思の力で、もう2度と依存薬物に手を出しません」と自他に向けて宣誓することから回復の一歩を踏み出そうとすれば、むしろ依存

＊11　上岡陽江・大嶋栄子（2010）．その後の不自由――「嵐」のあとを生きる人たち．東京：医学書院．
＊12　熊谷晋一郎・五十公野理恵子・秋元恵一郎・上岡陽江（2016）．痛みと孤立：薬物依存症と慢性疼痛の当事者研究．石原孝二・河野哲也・向谷地生良（編）．シリーズ精神医学の哲学3「精神医学と当事者」．（pp. 225-251）．東京：東京大学出版会．

症の病をより深くしてしまうことになりかねない。

　一部の依存症の自助グループで継承されている回復プログラム「12ステップ」の中で、「私達は薬物に対して無力であり、生きていくことがどうにもならなくなったことを認めた」と宣誓することの意味は、自己コントロールの限界を自覚することが、信頼と自立の再構築にとって必要不可欠であるということを力強く示している。そして、何かを目指して団結する場のほかに、ただ、互いのありのままを知り合う場が必要不可欠なのだと教えてくれる。

　筆者は現在、依存症の自助施設のネットワークであるダルクと、自立生活運動を牽引してきた全国の自立生活センターやDPIをつなぎ、「自立が孤立にならないためのSkypeピアミーティング」というプロジェクトを準備しつつある。アクティブに国内外を飛び回る身体障害者たちがいる一方で、体が痛くて、アパートから出られないという身体障害者も少なくないと推定され、そうした仲間でも気軽に参加できるように、Skypeを活用しようと考えた。おそらく、孤立しているのは身体障害者だけではないだろう。ダルクの中にも、家族の中に障害をもつメンバーがおり、様々な葛藤の中で依存症になったという話しも少なくないし、介助者の孤立や依存の問題も無視できない。地域での自立生活を支える様々な人々が依りあえる場をつくれればと願っている。

共に生きる社会を築く難しさを内にみつめて

大塚淳子　Otsuka Atsuko

1 ● はじめに

　津久井やまゆり園における殺傷事件の被害者および関係者の皆様に心から哀悼の意を表するとともに、傷を負ったすべての皆様の一日も早いご回復と、安心できる環境のもと奪われた生活や希望を取り戻されることを心から祈りたい。

2 ● 2016年7月26日

　大学教員3年目。母の危篤、仲間の急逝の報を受けた時に続き、心落ち着かないままの講義となった3回目である。お昼に漸く事件を摑み、暫く身体が固まり動けなくなった。
　前期最終日、試験を前に振り返りと纏めを予定していた5時限目は、まさに人権や権利擁護をテーマに扱ってきた内容だけに、教壇に立っても暫く言葉が出ない。学生も普段と違うこちらの様子に注目しており、夏休み前日だからこそ触れない訳にはいかなかった。
　まず、当日の限られた情報を基に話すことの危険性を伝えたうえで、信じがたいが多数の障害者が一瞬のうちに殺傷された報道があったこと、事件を知りすぐに思い出されたのは2001年大阪教育大学付属池田小学校児

童殺傷事件であること、医療観察法の成立経緯につながるその後の流れ、改めて地域精神保健福祉の充実強化が急がれること、などを話した。そして、100人を超える施設内集団生活はノーマライゼーションや障害者権利条約に照らし違和感を覚えたこと、誤解を恐れずに言えば巨大入所施設でなく小舎制のグループホームであれば多数の殺傷事件は起きなかった筈と考えられる、と話した。情報が少ない段階であり加害者について多く触れなかったが、当日の学生たちの振り返りシートには、社会的な視点や環境的要因についての記述ではなく、「加害者＝悪」「酷い」「信じられない」との内容が目立った。コメントが気になったが、翌日から学生達は夏休みに入っていった。

3 ● 再び……の思い

萎える気持ちと闘いながら逃さないで観るように努めた関連報道は、当初、池田小事件の報道に重なると感じられた。「危険な人物が衝撃的な事件を起こした」ことと、「危険性」には「精神科病院入院歴、しかも『措置入院』があった」とのパターン。「またか」の思い。

池田小事件の際も事件当日に精神科病院入院歴が報道され、当時の総理大臣のコメントが影響して早急な対策検討が始まり医療観察法成立に結びついた。精神科入院歴のある者と、その者が事件を起こす危険性とが強く結び付けられ、隔離や監視の必要性を求める世論を背景に、法律制定に至った経緯がある。しかし、後日、加害者は詐病により措置入院に至っていたことが判明し、事件と加害者を想定して作られた医療観察法の対象とはならず、刑事告訴され既に死刑となった。法施行後10年以上経過するが、法律制定時の国会答弁で「一般精神医療と両輪の軸とする」、「医療観察法で得た知見を一般精神医療にも汎化していく」との「お約束」は未だ果たされていない。今回も報道や政府のあり方にミスリードの危険性をすぐに感

じた関係者、仲間は多かった筈だ。

　施設入所中の多数の障害者が殺傷事件対象となったこと、加害者が元職員であったことは、障害当事者およびその家族、また障害保健福祉関係者には言いようのない衝撃を与えた。「再び……」の思いも加わり、身体中のエネルギーが落ちていく感を覚えた。だからこそ、事件当日また翌日から関係団体がその衝撃に立ち向かうように、積極的かつ精力的に見解や声明を打ち出したことや、徐々に笑顔の写真や普段の暮らしぶりを公表したことに救われた人はきっと数多いと思われる。日常の暮らしぶりやグッドプラクティスは、ネガティブキャンペーンを払拭する力を持つだけでなく、ポジティブキャンペーン材料となる。

4 ●検証の在り方に読み取れるもの

　国内外に大きな衝撃を与えた事件に対し政府が対策会議体を設置することが想定された。

　「8月8日に『障害者施設における殺傷事件への対応に関する関係閣僚会議』が設置され、厚生労働大臣を中心に関係閣僚が協力して、様々な観点から必要な対策を早急に検討することとされ、厚生労働省においても、当該事件の検証と再発防止策等を検討するため、『相模原市の障害者支援施設における事件の検証及び再発防止策検討チーム』（以下『検証・検討チーム』という。）を開催する。」（開催要項）

　これが会議体の発足の経緯である。

　事件は差別解消法が施行されて1年が経過した後に起きたことである。事件前および逮捕直後に加害者が動機として話している障害者への強い差別発言、その思想や発言に同調するような声の存在、事件を受けて多くの障害者や家族等が言いようのない恐怖や不安に陥っている状況、施設従事者や関係者だけでなく社会全体に重苦しい空気が漂っている状況を熟慮

し、共生社会政策を所管している内閣府内に会議体を設置し、関係省庁横断的な議論が持たれるべきであった。検討の場がどこに、どのように設置運営されるかということを見て、国民は当該の事象や問題の位置づけを整理結論付け、自身の暮らしとの関連性を図る可能性が高い。政府が厚生労働省の政策として対策を運ぶ措置をとったことにより、再発防止策を精神保健医療に押し付けようとの既定路線が透けて見え、本当に改めて心底落胆したと同時に、言いようのない無力感を覚えた。

「検証・検討チーム」は9月14日に、措置入院中の診察や措置解除後の対応、そして社会福祉施設等の防犯対策に検討の焦点を置いた「中間とりまとめ」を公表した。それに対し10月に開催された関係団体ヒアリングでは、多くの団体から、検証・検討内容の精神保健医療福祉の仕組みの検討への偏重、本事件と精神疾患との因果関係が判明しないうちの拙速な検討や報告の危険性への懸念などが挙がった。団体意見を受けて、検討会構成員からは、医療観察法制定の経緯に触れ、不幸な事件をきっかけにできた法制度の効を認める発言や、検証を行ったことへの責任としての報告の義務などが述べられている。

不幸な事件が起きたことで整備される法制度の効があると語るなら、それ以上に、不幸な事件を契機に議論されること自体とその内容が、傷つき体験や不安を増し、社会から疎外される存在を生む可能性や実態についての認識を持たなければいけない。権利条約の批准に向けた検討というような前向きの検討過程で執り行うことと明らかに異なり、障害があってもあたりまえに地域で暮らすという、遅々としながらも推進されてきたノーマライゼーションや共生社会の促進を後退させる要素を、嫌でも含む性質に陥ることは事実である。もちろん、こうした二次被害は検証・検討の在り様からだけでなく、メディアの在り様が非常に大きく影響する。

「検証・検討チーム」の報告書は、圧倒的に精神保健医療が再発防止の対策の責任を取らされる内容で纏められている。加害者の発言に見られた差別思想を許さず共生社会を目指すとしながら、本検討のプロセスや内容に

政策差別があることがそもそも大きな矛盾である。

5●放置されていた措置入院制度に関する見直し

「検証・検討チーム」第2回の議事要旨に、「緊急措置入院や措置入院に関する運用については、自治体ごとにばらつきがあることから、その標準化を図っていくことが必要ではないかという議論があった。」と記されている。措置入院制度の自治体間運用格差の是正に向け、実態把握を求める意見は、2008～2009年度に開催された「今後の精神保健医療福祉のあり方に関する検討会」で既に挙がっていた。障害者権利条約批准に向けた2010年の閣議決定における精神医療の3点課題でも、措置入院も含まれる「強制医療の在り方について」が検討課題となっていた。さらには、2010年度から開催された「新たな地域保健医療福祉体制の構築に向けた検討チーム」の第3Rでは、精神保健福祉法改正も睨み、当初の検討段階では措置入院制度についても、特に出口の退院支援について一定の資料が示されていた。資料には、退院に向けたケア会議等に保健所が関わる事などが想定されていた。当時も、自治体格差の実態把握や是正にまでは踏み込まれていなかったが、筆者は、措置解除後の支援不足から措置入院を繰り返す者や、治療中断結果として医療観察法対象者となる者の存在などから、提示された仕組みについて議論の進展を望んでいた。が、時間的制約他を受けて、検討自体が流れ、医療保護入院制度の見直しが優先される経緯となったのは周知である。もちろん、当時の検討が進み、なんらかの施策に繋がったのか、また、今回の事件を防げたかは全くわからない。しかし、不幸な事件が起きる前に検討俎上に乗っていたのにと残念に思う。

2014年4月施行の精神保健福祉法の見直しに向けて2016年1月から開始されていた「これからの精神保健医療福祉のあり方に関する検討会」（以下、「あり方検討会」）でも、措置入院制度については、なおも検討課題に挙が

っていなかった。本来は本検討会で議題に乗せ、時間をかけた議論をおこなうべきではなかったか。「検証・検討チーム」が設置され検討されたことにより、その報告内容が、本「あり方検討会」に引き継がれ、精神保健福祉法改正の検討スケジュールも視野に入れ、「あり方検討会」報告書の中に対策案を打ち出してきた。加害者の鑑定留置が延期される中、構成員から拙速であるとの意見がある中、措置入院に関することを急ぎ盛り込んだのである。放置していた見直し課題の存在認識と、改善への異論はないとの問題意識を上手く利用したとも言えよう。だが、権利条約批准に向け閣議決定された3点課題に含まれていたのは、強制入院の在り方としての措置入院制度の見直しであり、そこに応えるものでは決してない。

6 ● 求められているのは支援という名の監視ではない

　2月末に閣議決定された精神保健福祉法改正案には、措置入院者の退院支援、退院後支援についての仕組みが盛り込まれた。措置や医療保護は入院に関する制度として精神保健福祉法に規定されており、措置解除後および医療保護要件が改善した後は任意入院者となんら変わらず、退院後の支援に強制的な関与を規定する根拠を持たない。前回の改正法で規定された病院管理者に義務付けられた退院後生活環境相談員設置や地域援助事業者の紹介、退院支援委員会開催などの措置は、退院に向けた支援であり、退院後の支援規定ではない。しかし、今回の案では一度、措置入院した全患者を、入院形態の変更等や支援の必要度に限らず退院後支援計画策定対象とする仕組みに読める。生活維持の目的よりは事件の再発防止目的が隠しようもなく色濃い。措置要件には「他人に害を及ぼすおそれ」と「自身を傷つけるおそれ」が含まれる。全措置入院者の入院時措置要件を把握していないが、どちらのおそれをも防ぐために支援は充実されることが望まれる。が、それは監視要素ではなく、著しい病状によって支障を生じた自己決定

能力や判断能力や自己管理能力の回復のため、もしくは病状があっても生活維持ができるようなサポートでなければいけない。監視的要素が強い仕組みは信頼関係の構築を難しくさせ、支援への抵抗や反応からの病状悪化や中断の可能性も高いと考えられる。何にもまして、改正法案概要の改正趣旨に「二度と同様の事件が発生しないよう」との記載は、多くの国民に、今回の事件の要因が精神医療や精神保健福祉の不備にあったという誤解を与える可能性が高い。透けてすらない本音であろう。断じて容認できない。

どのような内容であっても、法制度を作る際には一定の基準を設ける必要があるために必ず対象外の者を生み出す限界を有する。医療観察法においては、治療反応性のない者で困難事例となりやすい者は、従来通り人的手厚さも優れたハードも持たない民間医療機関で診ていくこととなっている。措置診察も鑑定と異なり短時間での判断となり、精神科医療での治療歴等がない場合の他害要件は特に、司法と医療の間で判断が難しい事例があると聞く。また、通報件数と措置診察件数が大きく乖離している自治体もあるという。こうした課題については措置診察や措置入院制度の運用に関するガイドライン作成等の作業を、急遽厚生労働科学研究のテーマとし行っているとのことで、報告が待たれるが、どこまで対策を進めてもグレーゾーンの問題は生じる筈である。白黒つけられないグレーがあること、すべてが一つの法制度で解決しないことを踏まえ、社会全体で受け止めて支援や対策等考えていくべき課題があることを認め、より広範に検討や取り組みを行うことが必要と考える。

7 ● 多様な市民の暮らしを身近に感じられる大切さ

事件当日に痛感したのは、重度障害者の地域生活の場として大規模施設が未だ多いことだった。精神障害者の病院からの地域移行に比べれば、重度障害者の地域移行についての関心の弱さを悔いた。事件により生活の場

を変えざるを得ず、急な環境変化に体調を崩された方の辛さに心が痛んだが、負傷者や精神的にショックを受けた方々が暫く体育館で過ごすことになった事実にも、続いた現地での再建計画の報道にも衝撃を受けた。土地取得の課題、コンフリクト、家族の社会的な状況などが背景に窺えるが、不幸な事件を機に、しっかりと予算を充て、小舎制の居住資源整備を進めることが求められる。多様な市民により構成される地域社会での出会いや出来事を日常的に体験できる機会がない中では、共生社会の推進は困難であると考える。施設がある地域では関係づくりに尽力されていた様子が窺え、施設の入所者と近隣住民との交流もあり、共に生きる地域社会と言えるかもしれない。しかし身近に重度障害者を含む多様な人々の暮らす姿がない地域では、「共に生きる」体験を持ち難く、多様性についての価値を育む経験を市民が得にくい。

「検証・検討チーム」の報告書（平成28年12月8日）には、概要版・本文ともに、共生社会の推進に向けた取組がトップに掲げられ、検証を通じた課題と再発防止策の方向性が示されているが、いずれも僅かな記載で留まっており、ウエイトが高いとは感じられない。概要版を見ると、課題には、「偏見や差別意識を払拭し、『互いに人格と個性を尊重しながら共生する社会』の実現に向けた取組を進めることが不可欠」とあり、再発防止策の方向性には、○「障害者週間」、政府広報などあらゆる機会を活用し、政府の姿勢や障害者差別解消法の理念を周知・啓発　○学校教育をはじめあらゆる場での「心のバリアフリー」の取組の充実　○障害者の地域移行や地域生活の支援、との3点が記載されている。

「検証・検討チーム」のヒアリングで、多くの団体が共生社会に向けた教育や取り組みの重要性を挙げており、そのことが報告書の記載にも繋がったと思われるが、内閣府および文部科学省からの出席者の弁に具体的対策はほぼみえない。文部科学省の出席者の回答では、学習指導要領全体の見直しや道徳教育に位置付けたいとし、現在も行っている心のバリアフリー推進事業で障害のある児童と障害のない児童の交流や、パラリンピアンの

招待講演や障害者スポーツの共同体験などを挙げている。しかし、事件の対象となった重度障害者との交流などは殆ど行えていないのが実態であろう。存在や暮らしぶりが見えず、交流が難しい状態は"ソフトな隔離"と言っても過言ではない。

8 ●大学の教育現場で

　事件翌週の前期末試験の解答用紙の片隅に、「親から危ないので進路を変えたらどうかと言われました」と書いた学生がいた。夏期現場実習に出た学生の巡回指導では、「メンバーさんに『事件の事、どう思いますか?』と聞かれました」と困惑体験を話す学生もいた。学生たちは宇都宮病院事件等の史実としての学習ではなく、現在の自分の生活に関わる事件として受け止めていた。2015年放送のハートネットTV「シリーズ戦後70年　障害者と戦争」などを既に見て学んでいたが、より深く共生社会を目指すことにむけた学習の好機と考えた。

　9月から12月までの間にTV番組を多く視覚教材として活用し討論する機会を持った。いずれも事件を通して視聴者に伝える、考えさせる姿勢と熱意溢れる番組であったが、すべての学生に見せたのは事件5日後に放映されたNHKスペシャルである。講義に出席する2～3年生の本番組を見た感想を、以下、具体的にあげる。

①**加害者について（友人関係含め）**：「数年前まで、自分たちと大きく違わない大学生だった」「良い教育実習をしたと言われた人が何故そんなことをしたのか」「自ら施設に勤めたのに、いつどこで変わってしまったのだろう」「この人も支援が必要だったのだと思う」「最後まで付き合った友人がいたことに驚いた」「自分が友達だったら早く離れていたかもしれない」「彼らが保健所とか精神保健福祉センターとかに通報？　相談してい

たら違っていたかも」「友達も今は辛い筈、ケアが必要ではないか」
② **被害者について**：「家族が隠したくて匿名なのかな」「顔と名前を公表してでも伝えたい気持ちが響く」「重度障害だというだけで殺される理由はない」「物凄く怖かっただろう」「今後スタッフを信じられなくなるかも」「こんなことがあっても施設に残るしかないのか」
③ **施設従事（者）について**：「こういう事件が起きると同じ現場にいるのは怖いし不安になる」「事件に遭遇したスタッフの状態が心配」「自分ならとっさの機転なんて働かせられない」

　当初、学生のコメントに多くあった「加害者＝悪」という一断面で事件を片付ないでほしいと考えていた。同時に、自分たちが暮らしている社会で現実に起きたこと、自ら携わることになる福祉現場および支援対象者について様々なことを考えてみてほしいと考えた。
　事件を受けて、4年生には計画していた視覚教材の数を倍に増やし視聴し討論することにした(※)。感じたままを言葉にし、批難せずに受け止め話し合おうとルールを決めて取り組んだ。重たい口を開き、学生が発言した率直な意見を幾つか挙げてみる。

　　　　「自分は障害者になりたくない」「どこかで障害者は可哀そうと思っている」「対等には絶対なれない」「自分が障害者になったら重荷になるから結婚を諦める、交際相手がなったら結婚を躊躇する」「障害者が子供を産むのは勧められない」「行動障害の激しい障害者に殴られたら怖い」「傍観者になりたくないが、声をかけること自体が阻害されそう」「頭では理解しているけれど、自分も結果的には差別行為をするのかも」「出生前診断で障害児なら産まないと思う」

　当事者による特別講義や実習等の体験は有していたが、映像を通して個々の障害者のリアリティーや体温の伝わる多様な暮らしぶりと思いに触

れ、他学生の意見に刺激を受けることも加わり、学生たちは自問自答を重ねていった。川崎市の介護保険施設で起きた職員によるベランダからの突き落とし殺人や、千葉市にある石郷岡病院での職員暴行による死亡などの事件も取りあげ、労働環境や待遇面への意見も出た。毎回学生個々の意見にコメントを返し問いかけを重ね、徐々に変化していく意識を確認することができた。卒業後は現場で実際に体験する支援関係において、こうした作業を継続してほしいと願う。彼らとともに問いかけ続け、考え続けたいと思う。

　競争原理の強い市場社会に暮らし、優生思想や差別的思想は我々自身の中にも生まれるし存在する。少なくとも私自身にはまだ無知から生まれる偏見や差別対象がある。そのことに向き合いながら、差別から共生へと意識変革し態度変容に結びつけるには、多様性を実感できる生身の生活体験が必要であるし、自分に置き換え想像する力が求められる。筆者自身、10代の時にストレッチャーに寝たまま介助を得て移動している重度脳性麻痺者にすれ違った際の無知から来る衝撃や、大学2年時にハンセン病療養所に単独訪問した時の体験は深く記憶に刻み忘れられない原体験である。多くの障害のある方との出会いや、学生時代の福祉施設等で泊まり込み等のボランティアなどで内なる偏見や差別への気づきを深め、多様性の価値の学習ができた体験が非常に大きい。事件から半年過ぎたが、未だ整理できず、執筆に難渋する中、福祉現場に出ていく学生と向き合う日々の中での拙稿となった。多様な人々が共に生きる社会を創ること、言うは易く行うは難し、であるからこそ、向き合い続けていく。

(※) 視聴した番組
* 2016.7.31　NHKスペシャル「調査報告 相模原・障害者殺傷事件～ 19人の命はなぜ奪われたのか～」

- 2016.8.8 ハートネットTV　緊急特集「障害者施設殺傷事件」
- 2016.9.18 バリバラ「ドラマ アタシ・イン・ワンダーランド」
- 2016.9.25 バリバラ×やまなみ工房「ドラマアフタートーク」
- 2016.9.29 クローズアップ現代＋生きづらさを抱えるあなたに「障害者殺傷事件が投げかけたもの」
- 2016.10.26 ハートネットTV生放送「相模原の事件から3か月目　障害者の暮らしは」
- 2016.12.6 ハートネットTVシリーズ相模原障害者施設殺傷事件1　匿名の命に生きた証を
- 2016.12.7 ハートネットTVシリーズ相模原障害者施設殺傷事件2　言葉はなくとも重度知的障害のある人たち
- 2016.12.10 NEXT未来のために　「私は"当事者"だった　障害者殺傷事件が問いかけたもの」
- 2016.12.11 バリバラ「突撃　障害者殺傷事件」
- 2017.1.10 ハートネットTV「私らしい"自立"NHK障害福祉賞50年」
- シリーズ What Would You Do ？（ユーチューブ）

保安処分反対主義の帰結は措置入院保安処分化

●相模原事件考

井原 裕　Ihara Hiroshi

1 ●保安処分反対イデオロギーの総括

　急務の課題は、保安処分反対イデオロギーの総括である[2]。イデオロギーの妥当性こそが、問われなければならない。保安処分反対派を座長とする検証チームが、措置入院を治安目的に転用する提案を行った。保安処分反対運動の帰結が、措置入院の保安処分化である。保安処分化した措置入院は、それが「逮捕状なき逮捕、裁判なき無期拘禁」であるという点で、考えうる限り最悪の保安処分であるといえる[1]。

　1969年の金沢学会以来、50年近い歳月が過ぎた。告発運動の主役であった当時の若手医師も、多くは鬼籍に入っている。現場の臨床医たちは、金沢学会を知らない。彼らの大半は、保安処分反対イデオロギーに触れたことのない世代である。罵声と怒号が飛び交い、机が倒れ、椅子が宙を舞うなかで、十分な理解もないままにこぶしを振り上げ、「断固反対！」と叫び、権力と闘って悦に入っていた、あの運動はいったい何だったのであろうか。あれから半世紀が過ぎた。結果は、措置入院の保安処分化という惨憺たるものに終わった。これは喜劇である。しかし、目を開かなければならない。この事実から目をそむけてはならない。

　相模原障害者施設殺傷事件は、医療と治安の狭間で発生した[3][4]。精神医療と治安政策との間には、管轄不明のグレーゾーンがある。適切な刑事制度は存在しない。しかし、精神保健制度ならある。措置入院である。そ

れで、措置入院が刑事制度の代わりに都合よく駆り出されてしまった。

　元来、措置入院は精神保健のための制度である。犯罪防止のための制度ではない。この制度を治安目的に転用することは、精神医学の悪用である。

　精神医療の目的は、精神保健への奉仕である。措置入院の本務も当然、精神保健への奉仕である。この制度は、「自傷他害のおそれ」のある対象者に対する強制治療を規定したものだが、それが許されるのは明白な精神疾患が存在する場合だけである。治療が目的なのであって、治安が目的なのではない。治療の目的に限定して初めて、措置入院という強制治療が許容される。

　ハワイ宣言[11]は、次のようにいう。

　「精神科医は、精神疾患が存在しないときに、強制的精神科治療にかかわってはならない。もし、患者や第三者が科学的あるいは倫理的原則に反する行為を要求する場合、精神科医は協力を拒否しなければならない。」

　措置入院を治安目的に転用するとは、何を意味するのか。それは、ハワイ宣言に対する重大な違反である。精神科医は、精神医学の目的外使用に、けっして与してはならない。精神科医は治安政策に関わってはならない。治安維持は、あくまで刑事政策の仕事である。境界侵犯は許されない。刑事政策に任せるべきことはもっぱら刑事政策に任せ、精神科医は本来の職務に専念しなければならない。

2 ● 医療機関は精神保健を、刑事司法は犯罪防止を

　グレーゾーン・ケースに関しては、刑事司法機関と精神医療機関との役割分担が必要である。司法機関は犯罪防止を担当する。医療機関は精神保健を担当する。そのためには制度が必要である。司法機関をして犯罪防止を実現させるための制度と、医療機関をして精神保健を実現させるための制度である。制度がなければ、司法機関は犯罪防止を担えず、医療機関は

精神保健を実現できない。刑事司法が犯罪防止を担えることによってはじめて、精神医療は本来の任務である精神保健に専念することができる。

　もし、刑事司法をして犯罪防止に関わらせる制度がなければ、どうなるか。他の制度が都合よく転用される。では、他に何があるというのか。精神保健福祉法しかないではないか。措置入院しかないのである。当然の帰結として、措置入院は、犯罪防止のために、いいように使われる。それはいかなる意味でも、措置入院の本来の目的ではない。しかし、精神科医自身が権力の一翼を担い、治安維持のために当局の走狗となるのである。

　精神科医は何のために存在するのか。こころの健康に奉仕するためである。警察権力を行使するためでもなければ、監獄の代用を務めるためでもない。精神科医はこころの健康という課題に専念すべきなのであって、治安問題に首を突っ込むべきではない。だからこそ、精神保健制度の外部に適切な刑事制度が必要なのである。

　実際、かつて、触法精神障害者のための刑事政策が提案されたことはあった。それは、刑事司法機関をして刑罰に代わる処遇を可能ならしめ、精神科医をしてその本務である医療に専念させることを実現するはずであった。

　しかし、驚くべきことに精神科医たちは激しく反対した[10]。「医局講座制打倒！」「学会認定医制度反対！」「学会全理事不信任！」などと叫び、椅子の投げ合いのさなか、興奮したついでに、勢いで反対してしまった。制度の中身など、誰一人まともに検討しないまま、「保安処分」のレッテルを貼って糾弾した。しかし、反対すれば、いずれは自分たち自身がその「保安処分とやら」を行わざるを得なくなるとは、誰も予想していなかった。うかつであった。

　あの時、精神科医たちは何を考えていたのか。大半は大して考えていなくて、「断固反対！」のお祭り騒ぎにうかれていただけであろう。しかし、少数の良心的な医師たちは、治安政策が医療に持ち込まれることを危惧したのかもしれない。行政権力の圧力に抗して、単独で戦うことができると夢想したのかもしれない。国家権力と闘い、裁判所を敵に回しさえすれば、

患者を守ることができると信じていたのかもしれない。

　しかし、愚かなことに、自分たち自身が行政権力の担い手であるという事実は、失念していた。国家権力とは自分たち自身のことであるという自覚がなかった。およそ、自覚のない病気ぐらい危険なものはない。だから、よくわかりもしないで、措置入院を許容した。現実には措置入院はまぎれもない行政処分である。権力の行使である。精神科医自身が行政当局の一員として強制力を発動させ、個人の自由権を侵害する。しかも、そこに裁判所は関与しない。したがって、権力の暴走に際して、歯止めが効かない。

　行政権に対抗できるものは、司法権だけである。この程度のことは、小学生でも知っている。国家権力は、立法・司法・行政の三種に分け、相互の均衡によって、権力の暴走を抑制しなければならない。これが、近代民主政治の基本原理である。しかし、精神科医たちは国家権力と闘う自己陶酔のさなか、三権分立の基本すら失念していたのであった。

　措置入院という制度がどう運用されているかを見てみよう。警察官職務執行法（警職法）第三条と直列につながっている。警職法は警察権力のあらわな行使である。「逮捕状なき逮捕」である。この警察権力の後継を措置入院が担っている。しかも、裁判所の抑制が効かない。この制度は治安目的に濫用されてしまえば、誰もブレーキをかけることができない。まさに、「裁判なき無期拘禁」である。

　それでは無期拘禁を行うのは誰か。国家権力のアクセルを踏むのは誰か。精神科医である。精神科医こそが、警察権力の協力下に強制力を発動させる。裁判所を排除し、行政権の実施者として、「逮捕状なき逮捕、裁判なき無期拘禁」を執り行う。これは、保安処分以外の何物でもない。こんなことが許されていいのか。一体なんのための「保安処分反対運動」だったのであろうか。

　法の仕組みを理解せぬまま、「保安処分断固反対！」と叫び、「国家権力と対峙する！」と息巻いて、ただひたすら破壊衝動を発露させた結果が、このありさまである。措置入院を保安処分化させたA級戦犯は誰なのか。保

安処分反対主義者の責任は極めて重大である。

3●保安処分反対主義者にとっての保安処分

　ここで、私自身の立ち位置を明確にしておく。私は、保安処分反対主義者ではない。保安処分反対イデオロギーに与するつもりはない。先進国の中で日本が唯一、精神障害者に対する刑事制度を持たない国であることを知っている。精神障害者にも刑事政策が必要であると考える。それなくしては、精神保健政策が治安維持の肩代わりをさせられ、病院が代用監獄と化すだけである。さもなければ、治療を必要とする患者のうち、ある者は死刑台の露と消え、ある者は刑務所の底に沈むだろう。したがって、あらゆる刑事政策を一刀両断に「保安処分！」として断罪する、保安処分反対主義者たちの強引な論法には与しない。

　そもそも、保安処分反対主義者たちの議論には発展性が欠如している。十年一日どころか、半世紀にわたって同じ主張を繰り返している。不毛な反対主義者というものは、一見革新派に見えて、実は保守派である。若いころに傾倒した信条を捨てることが怖くておびえているにすぎない。自分の人生がむなしく浪費された現実に向き合いたくないのであろう。

　保安処分反対主義というものは、諸外国のどこにもない、日本だけの奇矯なイデオロギーである。絶対的信念であったことは確かだが、唱えている本人たちすら、それが何を意味しているのかわかっていなかった。わかっていないことを絶対的な確信をもって強く主張していた。実に不思議なイデオロギーであった。国家権力を向こうにまわす自分自身の勇ましさに陶酔して、「保安処分とは何か」という最も大切なことを、実は誰もまともには考えていなかった。

　保安処分とは何か。それは、本来は、予防を目的とした刑罰以外の刑事処分にすぎない。保安処分がなければ、刑罰以外に刑事裁判における選択

肢がなくなり、本人の更生にとっても、犯罪の予防にとっても、まったく無意味な制裁がくわえられるだけとなる。刑事司法の画一性を緩和し、無用の厳罰を避け、刑事処分を少しでも人道的なものにするには、刑罰以外の処分も必要である。

　制度としての保安処分は、反対闘争を展開するまでもなく、とうの昔に実施されている。たとえば、運転免許証の剥奪であり、これは将来の危険運転を予防するための保安処分である。配偶者暴力防止法における保護命令、ストーカー規制法における禁止命令等も保安処分である。これらに保安処分が行われる理由は、刑罰によらずしても予防の目的を遂げ得るからである。刑法の外部にも保安処分等価の制度はあり、売春防止法の補導処分はその一例である。精神医学領域においては、精神保健福祉法の措置入院、医療観察法の入院・通院処遇がある。

　保安処分反対主義者たちは、誰一人として保安処分を明確に定義していない。だから、彼らの考えるところの保安処分というものは、推測するしかない。彼らは、配偶者暴力防止法やストーカー規制法に対して「徹底抗戦！」を宣言していなさそうだし、「運転免許証剥奪反対闘争」を展開している様子もない。「打倒売春防止法！」と叫んでいる気配もない。

　彼らは、もっぱら、精神医学に限定して保安処分反対闘争を展開している。しかし、それならば、「まず隗より始めよ」であって、自分たちが国家権力を笠に着て現に実施しているところの措置入院をこそ、最初の標的とすべきであった。もし、保安処分反対主義の精神科医たちが「措置入院反対闘争」を始めるのなら、私は喜んで彼らと手を組みたいと思う。

　彼らのなかには、現役の精神科病院院長がいて、その病院では措置入院を積極的に引き受けていることで知られる。すなわち、自分自身も国家の行政権の一翼を担い、保安処分化しえる措置入院を執行しているにもかかわらず、その自覚がない。だから、措置入院という保安処分は等閑に付し、もっぱら裁判所による予防拘禁に限定して「保安処分断固反対！」と連呼して、悦に入っている。すなわち彼らは、「自分たちは常に正しく、国家は

常に間違っている」という単純にして明快な信念を奉じている。そして、根拠なき自信と、訂正不能の確信をもって、「自分たちのすることは保安処分ではない！　国家のすることはすべて保安処分である！」と叫び、喜劇を演じているのである。

4 ● イデオロギーに修正主義はありえない

　イデオロギーであるとは何を意味するのか。それは、急進化し、現実から遊離する宿命を負うということである。イデオロギーは早晩、論理に矛盾を抱え込む。それに対して、イデオロギーの内部から、現実を考慮に入れた修正主義が唱えられる場合もある。しかし、その都度、原理主義者が修正主義者を弾圧する。宗教裁判を開き、異端審問で締め上げ、糾弾集会でつるし上げ、公開処刑で裏切り者を血祭りにあげる。

　実際、保安処分反対主義者たちのなかにも、社会に出て、現実を見て、若かりし頃、壇上で力説していた自説の間違いに気づいた人はいたはずである。それで引き返そうと思う。間違いに気づいたら引き返す勇気を持つべきだし、実際、それは個人では可能である。しかし、イデオロギー集団全体がそれを行うことは不可能である。なぜなら同志がいるからである。同志たちは、いかなる修正も裏切りととらえる。裏切りは直ちに糾弾の対象となり、糾弾の先頭に立った者が、その後実権を握る。

　一例をあげよう。1990年代に厚生科学研究として、「精神科医療領域における他害と処遇困難性に関する研究」というのが行われたことがあった。この研究に基づいて、公衆衛生審議会が「処遇困難者専門病棟」を作ることを答申した。当然、保安処分反対派は反対する。

　ところが、衝撃的なことに、この研究に関わっていた精神科医のなかに、かつて、保安処分反対運動で中心的な役割を演じた人が混じっていた。中山宏太郎である[9]。直ちに裏切り者の糾弾が始まった。

私はここで中山を弁護する立場にはない。しかし、中山の方向転換には一理ある。精神科病院の鉄格子のなかで仕事をしてみて、入院患者のなかに暴力が激しくて、地域社会に出しづらい人がいることに気付いたのであろう。その人たちのための特別の施設を作らないと、精神科病院の開放化はできない。今のまま、ただ「地域に開かれた精神科医療を！」と叫んだら、この一部の患者さんたちも地域に出る。でも、すぐ事件を起こして警察に捕まる。そうなると、この人たちは刑務所送りになってしまう。精神科病院もひどいかもしれないが、刑務所はもっとひどい。刑務所送りにするぐらいなら、特別な病院を作ったほうがまだましだ。それが精神科医として責任のある態度だろう。そのように思っていたものと推測できる。

　確かにかつて「最底辺で抑圧されていた患者階級の解放」を叫んで、保安処分に反対した。しかし、その結果は患者を刑務所送りにするだけだった。患者に必要なのは刑務所ではない。治療である。そのように考えたのであろう。

　中山としては、以前は、壇上に立って同志を説得して、反対運動を主導した。だからこそ、間違いに気づいた今、自分の責任で同志たちを説得して、反対運動の方向を修正しようとしたのであろう。中山の見込み違いは、同志たちはすでに中山の説得に耳を貸す冷静さを失っていたということである。

　私どものように外部にいる者からすれば、中山のケースは保安処分反対イデオロギーにはカイゼンも進歩もないことを如実に示しているように思える。ある価値を創ろうと思えば、そのための方法は常に見直して、改善していかなければならない。トヨタをはじめとする日本の製造業がカイゼンということを始めて、この言葉は国際語になった。

　しかし、保安処分反対イデオロギーの場合、カイゼンは不可能である。保安処分反対運動は、もし、そこに志と呼ぶべきものがあったとすれば、精神科医療を政治的に濫用させないためであった。その目的は、犯罪者を支援することでもなければ、国家と敵対することでもなく、国民から遊離

することでもなければ、社会から孤立することでもなかった。少なくとも当初はそのはずであった。しかし、今となっては、新たな法律の制定を断固阻止するという、それだけに目的が特化している。法律の内容などろくに精査しない。たとえそれが、現行の法の不備を正す可能性があったとしても、とにかく新制度だというだけで反対する。

　実際には、措置入院がこのまま現行法の通りであれば、制度が障害者迫害の道具として使われてしまうリスクがある。そして、現に相模原事件のときの国の動きはそうだった。

　しかし、彼らは、現行制度はけっして批判しない。現行制度を批判すれば、新制度の必要性がおのずと出てくる。議論の流れを新制度立案の方向に行かせたくないので、現行制度は徹底的に死守する。だから、措置入院という現に目の前にある保安処分には一顧だに与えず、ひたすら国に新しい制度は作らせまいとシャカリキになっているのである。

　カイゼンの具体的な方法にPDCAサイクルを回すというものがある。つまり、Plan（計画）→ Do（実行）→ Check（評価）→ Act（改善）の4段階を繰り返して、理念を実現するための方法を漸進的に洗練化させようとする。しかし、保安処分反対運動においては、PDCAは回しようがない。なぜなら彼らには、プランというものがないからである。

5 ● 保安処分反対主義者の最終答案としての「山本レポート」

　話をここで相模原事件に戻そう。

　相模原事件後、検証チームが結成された。ここで座長に指名されたのが、成城大学法学部教授山本輝之である。山本は上智大学名誉教授町野朔の直弟子であり、町野朔こそ、刑法学者のなかで数少ない保安処分反対派であった。すなわち、保安処分反対主義の精神科医たちが、自身の理念を法理論として体系化し得る法学者として町野朔[7]を見出し、長年にわたって自

分たちの教師として奉じてきた。その流れを引く山本も、当然ながら保安処分反対主義者であった[12]。したがって、検証チームの報告書（以下、座長の名をとって「山本レポート」と呼ぶことにする）[5]は、保安処分反対主義者の最終答案を示すものと考えていい。

さて、この山本レポートだが、既存の措置入院制度を治安維持のために転用する弥縫策にすぎなかった。この事件は、刑事政策と精神保健のはざまで発生し、したがってその解決も刑事政策と精神保健政策の両者が協力すべきであった。その場合の役割分担は、刑事政策が犯罪防止を、精神保健政策が医療・健康を、とすべきであった。検証チームに刑法学者を加えたのは、精神保健上の課題だけでなく、刑事政策上の課題も山積していたからである。一方で、精神科医たちはそれなりに精神保健の具体策を考えた。他方、刑法学者は刑事政策に関わる何の提案もしなかった。刑法学者自らが、自分の職務不履行を棚に上げて、もっぱら精神科医を断罪し、精神保健のみに事件防止の責任を帰す立場に身を置いた。刑事政策を立案すべき自身の責務は、まったくもって果たそうとしなかった。その結果、刑事政策を欠いた「片翼だけの飛行機」のような報告書が出来上がった。そこには、「調整会議」「支援計画」等が提案されたが、それらは結局のところ、措置入院を簡単には退院できない制度に変え、「裁判なき無期拘禁処分」としての性格を強化した。

この提案が実現しても、措置入院は平時には濫用されない。しかし、有事には必ず濫用される。法律案[6]は、「医療の役割を明確にすること――医療の役割は、治療、健康維持推進を図るもので、犯罪防止は直接的にはその役割ではない」という一文がある。なるほど、この一文は、平時にあっては尊重されよう。平時にあっては改正法案は、措置入院患者の退院後生活支援のために幾ばくか資するところもあるかもしれない。

しかし、有事にあっては、この一文は一瞬にして反故にされる。実際、山本レポートには、主眼目が保安であり、犯罪の防止であることは明記されている。したがって、山本レポートは「いざ鎌倉」となれば、犯罪防止

目的に転用させることを最初から意図している。有事を想定して、その際に「調整会議」「支援計画」等を理由にして、退院延長を法的に可能ならしめるために、山本レポートは書かれたといえる。

それでは有事とは何か。それは、重大事件が発生し、新聞・週刊誌が連日のように報道している場合である。テレビのワイドショーが派手に取り上げている場合である。こうなれば、「何よりも社会の安全を！」という民意が醸成される。「危険な患者を安易に退院させるな！」とのインターネットの大合唱が始まれば、もう誰も止めようがない。

忘れてはならないことがある。それは、措置入院制度において、精神保健指定医には入院治療を行う義務はあるが、退院させる権利はないということである。入院担当医が「措置症状消退届」を提出することはできる。しかし、退院させるには知事の許可がいる。平時にあっては、「措置症状消退届」をもってそのまま退院である。しかし、有事にはそうはいかない。

都市部においては、この傾向はとりわけ顕著となる。首都圏の知事はポピュリズムの申し子であり、その発言は、常に新聞やテレビで話題になる。こうなれば知事としては有権者の支持を得なければならない。最も有効な方法は、有権者を前にして、知事として「断固とした姿勢」を示すことである。「不退転の決意」「決死の覚悟」等、政治家が常用するフレーズは、有権者の喝采を得るための常套句である。

「この人物は危険だ！」という民意があれば、知事としてはどうするか。有権者たちの熱い視線を感じつつ、「精神科医が勝手な判断で退院させないように、十分監視しようと思います！」、そう宣言するであろう。

有事において、「措置症状消退届」はどう処理されるであろうか。知事は、反射的に措置解除の拙速さを指摘するであろう。そして、対象者の潜在的な危険、市民の安全への脅威、精神医学の診断の不確実性等に言及するであろう。

知事のこれらの発言は、直接記録に残されることはないかもしれない。文書による通達のようなあとに証拠が残るようなものではない。知事自ら

が院長に電話して、退院を思いとどまるよう指示することはない。そのようなあからさまな命令ではなく、もっと目立たない、しかし、きわめて影響力の大きい圧力がかかる。
　精神保健の県の窓口は保健所等である。保健所から病院へは、婉曲だが、一定の方向性をもったメッセージが送られてくる。「圧力」というより、むしろ、職員たちの自主規制のようなもので、そういう「県庁の雰囲気をどうかお察しください」「ご配慮願います」などといった膨化した、しかし、強い圧力がかかる。特に、もし、県知事が「措置入院の解除は慎重であるべきだ」というようなことを、記者会見や、会議などで発言している場合は、県庁も、保健所も、皆、「知事の意向に沿うように」という意識にかられる。知事を刺激しては行政上のいかなる手続きも滞る。当然、その意識は実務にも反映される。
　山本レポートが明記している「調整会議」や「支援計画」は、制度上、退院延期の口実として使いやすい。「調整会議が不十分だ」「支援計画に不備がある」などの理由をつければ、「措置症状消退届」を不受理とすることができる。
　精神科医は、退院権限をもたない。精神医学の専門家は、知事でなく精神科医である。その精神科医が医学的な評価に基づいて「措置症状消退」と判断したのなら、平時にあっては当然退院である。しかし、有事にはそうはいかない。いかに精神医学的に正当な理由を付しても、県庁からの退院許可が下りない限り、退院させられない。事実上の「裁判なき無期拘禁」が、行政の恣意次第でいくらでも可能となる。かくして、措置入院は、事実上の保安処分と化すのである。
　それにしても、措置入院から簡単には退院させられなくしたこの手続きを、いったい誰が提案したのか。驚くべきことにそれは、保安処分反対主義者である。このチームの座長は、保安処分反対派である。保安処分反対主義者自身が、この、心胆寒からしめるほどの危険な提案をやってのけたのである。保安処分反対イデオロギーの行きつく先は、「裁判なき無期拘

井原　裕

禁」であった。「精神科医の、精神科医による、国家権力のための予防拘禁」が措置入院である。こんな措置入院に誰がしたのか。保安処分反対主義者である。保安処分反対イデオロギーを振りかざした結果が、このありさまである。イデオロギーはオウンゴールに終わった。「保安処分断固反対！」と叫び続けて半世紀。その最終答案は、おぞましいことに、「措置入院の保安処分化」なのであった。

6●保安処分反対主義者とその他の精神科医の世界観のずれ

　精神科医の圧倒的多数は、保安処分反対主義者たちと人生観を共有していない。国家権力と対決することを人生の目的としているわけではなく、ただ精神科医として誠実に職責を果たしたいと願っているにすぎない。

　大多数の精神科医は、行政と医療との関係を、保安処分反対主義者たちのように敵対関係とはみなさない。障害者という健康弱者に対して、行政の協力を得ながら、持続可能な支援を行おうと考える。ここにおいて、国家（行政）は敵ではなく、パートナーである。保安処分反対主義者たちのように「国家権力の弾圧から患者を解放する」という発想を採ることはない。そもそも、彼らのように「国家が障害者階級を弾圧している」という見方を採らない。「国家からの解放」を目指しているのではなく、むしろ国家（行政）への緩い依存関係を構築しようと考える。彼らとは異なり、「障害者階級」という階級が存在するとは考えていない。したがって、存在しない階級をめぐって、階級闘争史観を採りようがない。大多数の精神科医は、精神障害者犯罪の問題を階級闘争の問題とはとらえていない。むしろ、精神の病気が重すぎて刑事責任を問えない重度障害者をどう人道的に処遇するかという課題だと理解している。

　精神科医の多くは、ごく常識的な世界観をもつにすぎない。保安処分反対主義者たちは、国家権力と敵対し、患者を国家から解放することが使命

だと考えているのであろう。そのような世界観もあっていいが、しかし、常識人精神科医は、国家権力の主体は、政府ではなく、国民であると考えている。主権者たる国民と、同じく主権者たる患者とが対立関係にあるとは、いささかも考えていない。そのため、一医師としては「国民全体の奉仕者」の立場に身を置き、主権者たちにお仕えしようと思っているにすぎない。

　患者も主権者だが、それ以外の国民もまた主権者である。したがって、患者のこころの健康と公共の福祉の維持との両立こそが課題である。公共の福祉が脅威にさらされれば、患者は地域から孤立し、結果としてこころの健康は損なわれてしまう。それゆえ、患者のこころの健康と、公共の福祉との調和が、精神保健の永遠の課題であると考えている。

7 ● 保安処分反対主義者の説明責任

　保安処分反対主義者たちは長年にわたって精神神経学会の法委員会の席を占め、斯界の代表者としてふるまってきた[8]。しかし、学会は公共的な存在であり、国民全体の奉仕者である。換言すれば、一部の極端なイデオロギーに奉仕することは許されない。その一方で、保安処分反対主義者たちは自身の主張が極論ではなく、今日でもなお依然として学会を代表していると信じたいのであろう。そう信じるのは自由だが、それならば、最低限の説明責任を果たさなければならない。日本中の同僚たちを前にして、説得力のある説明を行わなければならない。

　相模原事件が起きた。措置入院に責任が帰せられた。検証チームが作られた。保安処分反対派山本輝之が座長を務めた。報告書が提出された。そして、措置入院が「裁判なき無期拘禁」と化した。「保安処分反対！」と叫び続けた結果は、「措置入院の保安処分化」であった。精神医学史上最悪の保安処分を、保安処分反対派が、自ら進んで提案したのである。

さあ、今こそ、この顛末に関して、説明すべきである。もし保安処分反対派が自身の思想こそ精神科医の共通認識だと主張するのなら、1万人を超える同僚たちのために、この自家撞着を説明しなければならない。1億の国民が理解できるような、筋の通った釈明を行わなければならない。

　もし、明快な説明が与えられないのならば、誰一人としてこの極端なイデオローグたちを精神医学専門家の代表者とみなすことはないであろう。

【文献】
1) 井原裕：保安処分としての措置入院——逮捕状なき逮捕，裁判なき無期拘禁．精神科 31：232-236，2017．
2) 井原裕．うつ病から相模原事件まで——精神医学ダイアローグ．批評社，2017．
3) 井原裕．措置入院後警察に戻す経路を．日本経済新聞；平成28年10月17日付，pp.18，私見卓見．2016．
4) 井原裕．相模原事件と精神科医療．読売新聞　平成28年10月28日朝刊，論点，p.13，2016
5) 厚生労働省　相模原事件の障害者支援施設における事件の検証および再発防止策検討チーム．報告書——再発防止策の提言——．厚生労働省，2016．
6) 厚生労働省．精神保健及び精神障害者福祉に関する法律の一部を改正する法律案（平成29年2月28日提出）．厚生労働省．2017．
7) 町野朔．法律家の立場から．精神医学50；1049-1051，2008．
8) 中島直．精神障害者と触法行為をめぐる日本精神神経学会の議論．日本精神神経学会編集，日本精神神経学会百年史，日本精神神経学会，2003．http://kansatuhou.net/04_ronten/08_01nakajima.html
9) 中山宏太郎：処遇困難患者問題と刑事責任能力——「厚生科学研究報告書「精神科医療領域における他害と処遇困難性に関する研究」をめぐって——．精神神経学雑誌93（6）；434-440．1991．
10) 日本精神神経学会．昭和46年度日本精神神経学会通常総会議事報告．精神神経学雑誌73（6）；537-538，1971．
11) World Psychiatric Association. The Declaration of Hawaii. Psychiatric Bulletin 2: 12-13, 1978
12) 山本輝之．精神医療と重大な犯罪行為を行った精神障害者．ジュリスト（1230），6-13；2002-09-15　特集　心神喪失者の医療観察に関する法整備．有斐閣．2002

差別と精神医学
●産むのか、アンチテーゼになり得るのか

中島　直　Nakajima Naoshi

1 ●医療観察法

　「心神喪失等の状態で重大な他害行為を行った者の医療及び観察等に関する法律」(医療観察法)の問題点は多数あるが、その一つに差別という視点で語れることがある。

　同じ「重大な他害行為」を犯した者でも、この法律にかからないものは刑期が終われば社会に出てくるのに対して、この法律の対象者は無期限の拘禁を受ける可能性がある。2012年の法務省・厚生労働省の「検討結果」によれば、退院した者の平均在院日数でも574日の超長期であり、また年々長期化している様相がある。また、「同様の行為の再発の防止」が義務となる。非対象者であればこのようなことは課されない。出所直後に「同様の行為」が行われることが確実であっても、刑の終了日には出所できる。

　もちろん同種の他害行為を行った非対象者よりも早く社会復帰できる対象者もあるだろう。どちらが多いかは計算のしようがないからわからない。しかし、この対象行為の多数を占める「傷害」において、ごく軽微な、非対象者であれば起訴されないようなものすらも長期拘禁の根拠となっていることが明らかになっている。この法律が治療開始の契機となっている例が存在することも事実であるが、それにしても拘禁が長期過ぎる。

　すなわち、対象者と非対象者との間には、明確な差別が存在している。

　この差別の問題性を否定する人々の根拠とするものが、「濃厚な治療」で

ある。確かに医療観察法入院処遇となると破格のスタッフ数がつく。しかし、その効果とはいかなるものか1)。早期の社会復帰につながっているとは言えないことは述べたとおりである。入院処遇終了となっても未だ改善していないとして一般精神科病院に長期入院している人々が多数存在している。退院しても、入院中に受けた心理教育は般化していないなど、その後の通院においてその効果が持続しているとは言えない。

　そして、この「濃厚な治療」の主張が、新たな差別を生んでいる。本来「濃厚な治療」が必要な患者は、「重大な他害行為をした」精神病者とイコールではない。前者が全て後者であるわけではないし、逆に後者も全て前者であるとは言えない。我々を含め、多くの精神医療・保健・福祉従事者が、精神科をめぐる施策全般に、予算的措置を含めたサービス向上を求めてきたが、それが果たされてきていないという現状のもとで、医療観察法は、精神障害者を治安上の問題とし、その対策のためには予算がつくという、これまでの前例を決定的に踏襲したのである。精神科治療の予算上の重点を触法対策とするということで、まさに精神障害者を危険視する差別を強化したのである。

2 ● 野田事件

　論者が学生時代から関わっているえん罪事件に「野田事件」がある。1979年に千葉県野田市で起きた強制わいせつ致死・殺人事件である。被害者は小学校1年生の女の子で、近所に住む知的障害を有する男性が逮捕・起訴され、結局有罪判決が確定した。

　しかし、この事件には明確な物証は全くなく、捜査側によって証拠ねつ造が行われたことが明らかとなっている。

　ここでは詳細は述べない2)。第二審判決にみられる障害者差別の視点についてのみ触れる。弁護側は多数の点を挙げて検察側の提出した「物証」

について論駁しているのであるが、それに対する「反論」である。

　まず、「定期入れ」の点検の件である。男性が逮捕されたのが1979年9月29日で、そのときに彼の持ち物である定期入れも押収された。そして、この定期入れの中から、男性の供述に基づいて、被害者の持ち物であった鞄の名前記載部分の切れ端（ネーム片）が見つかったとされていることが有罪の最大の根拠となっている。しかし、このネーム片の発見は、定期入れを押収した10日以上あとである10月9日である。押収したのに、長期間中を点検しなかったというのはきわめて不自然である。また、男性は、ネーム片のありかについて捜査官から繰り返し追求され、「川に捨てた」「ズボンに入れた」「ポケットに入れた」などと供述した末に、定期入れを示唆する発言をしたに過ぎない。第二審判決は、「信じ難い感があることは否定し得ない。」と一旦弁護側の主張を認める。しかし、男性が「定期入れの中に入れた」と主張していることについて、「その語調、供述態度はまことに自発的かつ真摯なものであることが明らかであって、前述の程度の知能を有するにとどまる被告人が、身に覚えのないことについて、もし予め誘導され教え込まれたのであれば、このような迫真の演技ができるなどとは到底考えられず、右被告人の供述の信用性は十分というべきである。」としている。つまり、事実の上での疑問は確かにあるが、男性は知的障害があるから、その発言には嘘がない、という論理でこれを排斥しているのである。

　こんな論理はおかしいのはすぐにわかる。知的障害者が嘘を言わないというのなら、「定期入れの中にある」という前に「川に捨てた」「ポケットに入れた」などと言っていたのはなんだったのか。判決の自己矛盾である。実際、判決文は、この記載の直後に、括弧書きで「（もっとも、別の場面では、被告人が『ほんとだよ、嘘言わないよ。』と言いながら嘘を言っていることもあり、右の言葉だけからただちに、被告人が正直に供述していると認められるわけではない。ただ、右の言葉は被告人が、嘘であれ真実であれせいいっぱいに訴えていることを示すものなのである。）」と記している。これでは形の上でも弁護側の主張の反論になっていないと言わざるを得ない。

また、鞄の発見の経緯である。鞄は現場のごく近くで見つかっているのであるが、それも事件の翌々日であり、後日に真犯人によって遺棄されたのではないかとの疑いが生じている（男性の「供述」では犯行直後、その日のうちに現場から投げて廃棄したことになっている）。これについても一応第二審判決は「これらのことだけからすれば、何者かが後日そこに投棄したのではないかとの疑いさえも、生じないわけではない。」と弁護側の主張を認めるような姿勢を見せつつ、男性が犯行後被害者の衣服等を入れた鞄を放り投げた動作を取調官に対してしてみせていることをもって、「これまた、身に覚えのないことについて被告人にこれだけの演技ができるとは到底考えられないのである。してみれば、鞄、衣類の発見経過にも、納得できないほどの不審はないということができる。」としている。ここも同じ、知的障害者には嘘がないから、という論理である。
　この判決文は、他の部分も含め、精神障害者には証拠がなくても有罪としてよい、とする論理が一貫している。
　この事件はかなりの過去のものである。しかし、これを過去のものとしてよいのか。例えば上に述べた医療観察法でも、事実関係に関しての検討はきわめて不充分であることが目立っている[1]。論者が鑑定等で経験した中でも、対象者が対象行為を行ったとする立証が不充分であると感じられたことは少なくない。鑑定やカンファランスの場で指摘しても、法律家の諸氏に真剣に取り上げられることはほとんどない。「治療」という論理に組み込むことによって、よりソフトではあるが、より徹底されていると感じる。

3 ● 道路交通法・自動車運転致死傷処罰法

　これについては論者が本誌でも数度にわたり論じた[3][4]ので経緯や詳細は省き、ここで問題となる論点のみ触れる。道路交通法では、第66条（過労運転等の禁止）で「何人も、前条第一項に規定する場合のほか、過労、

病気、薬物の影響その他の理由により、正常な運転ができないおそれがある状態で車両等を運転してはならない。」とされ、過労、病気の影響については第117条の2の2第5号で「三年以下の懲役又は五十万円以下の罰金に処する」と定められている（薬物については第117条の2第3号で「五年以下の懲役又は百万円以下の罰金」）。しかるに、新しく定められた「自動車の運転により人を死傷させる行為等の処罰に関する法律」においては、第3条の2において「自動車の運転に支障を及ぼすおそれがある病気として政令で定めるものの影響により、その走行中に正常な運転に支障が生じるおそれがある状態で、自動車を運転し、よって、その病気の影響により正常な運転が困難な状態に陥り、人を死傷させた者も、前項と同様とする。」とされている。「自動車の運転に支障を及ぼすおそれがある病気として政令で定めるもの」とは統合失調症、てんかん、そううつ病等で、「前項と同様」とは「十五年以下の懲役」の意である。

　すなわち、同じ病気であっても、一般の病気であれば懲役3年以下であるが、統合失調症等であれば15年以下と跳ね上がるのである。これを差別と言わずして何であろうか。

　道路交通法は、1960年の施行以来、2001年の改正までは精神病者等を運転免許の絶対欠格としていた。それよりは前進と思われるかもしれない。確かにそうした面もあろう。ただ、近年、病気を理由とする運転免許の取り消しは、他の理由による取り消し等が減少傾向にあるにもかかわらず、急増しており、また自己申請による運転免許の取り消しも、若年者は高齢者を上回る勢いで増加している[5]。論者の臨床でも、むしろ従来よりも患者さんたちは自動車運転への無言の圧力を感じているようである。

　この法は、交通事故を減らすことにはつながらない。そもそも精神障害者が起こす交通事故は統計上ではきわめて少ない。改訂が繰り返されているのはどうにも矛盾をなくせないからで、関係官庁のポーズに過ぎない。ここでは精神病者等は明らかにスケープゴートにされている。

4 ● 差別と国家意志

　国家意志とは何か。論者の能力では充分な定義をすることができない。しかし、次のようなことは言える。国家意志は「国民の意志」とイコールではないが、これをそれなりに反映している。権力は、単なる支配 − 被支配の2項ではなく、民衆の中に潜んでいる。そしてこれは、差別の問題とかなり密接に関係している。例えば近年において強力な国家意志を発揮したと考えられるナチスは、1932年から34年にかけ、選挙、すなわち国民の意志でドイツの権力を掌握した。そして、1933年には遺伝病の子孫を予防するための法律（断種法）を成立させ、精神障害者を主として数十万人の者に断種が施された。そして、断種は「安楽死」にとって代わり、1939年からの数年で、やはり数十万人の精神障害者が抹殺された（T4作戦）。ユダヤ人に対するそれよりも早い時期に行われていたのである。ナチスの根幹的主張の一つであった「民族浄化」の一環であった。国家支配の手段として差別が使われたのであり、この過程に精神医学も強力に関与している[6]。その後のナチス・ドイツがどうなったかは周知のとおりである。

　現代の日本はどうか。今この原稿を書いている時期（2016年7月）の日本は、自由民主党・安倍晋三首相が絶大な権力を握っているが、これはもちろん選挙を通じてである。上述のとおり、差別を裏付ける事柄が散発しており、それが受け入れられてしまっている。この状況から、より強く権力的な施策が頻発してきた。多くの批判にもかかわらず、特定秘密保護法を成立させて安全保障に関する事項を特定秘密として秘匿することができるようになった。この法でも精神科医は一定の役割を果たすこととなっている[16]。集団的自衛権を規定した安全保障関連法を、憲法違反との強い批判を遮って強行成立させた。そして、7月10日の参議院選挙で、憲法改正を目指す勢力がその発議ができる3分の2を占めた。その中心課題は第一は第9条であるが、自民党の改憲案は種々の点で憲法の国家権力制約機能

を大きく後退させるものであるため、まさに国家意志の強大化が目下の課題となってきている。

5 ● 精神医学と差別

　この状況で何ができるのか。論者は精神科医なので、精神医学は何ができるのか、という問いを立てることとする。精神医学は「診断」という形で疾病を定義し、分類する。疾病と非疾病を分けるから、必然的に病者と非病者を分けることとなる。この分断は差別の契機となる。観念的に契機となるだけではなくて、上述のとおり、精神医学は現実に差別を産む道具としての役割を果たしてきたことを否定できない。

　しかし、差異化は必然的に差別をもたらすものではないはずである。人間が均一でないことが明らかである以上、それを前提として、差別を産まない、さらに踏み込んで差別をなくしていくような実践が可能なのか。論者はこれこそが今の状況に少しでも楔を打ち込むことにつながると考える。金子みすゞの「みんなちがって、みんないい。」という言葉は多くの人の心を打つが、これが裏付けられる理論と実践を生み出さなければならない。

　論者自身が長く引っかかっている言説として、マルクスやエンゲルスによって描かれたものがある。よく紹介されるところであるが引いておく。すなわち、「共産主義社会では、各人はそれだけに固定されたどんな活動範囲をももたず、どこでもすきな部門で、自分の腕をみがくことができるのであって、社会が生産全般を統制しているのである。だからこそ、私はしたいと思うままに、今日はこれ、明日はあれをし、朝に狩猟を、昼に魚取りを、夕べに家畜の世話をし、夕食後に批判をすることが可能になり、しかも、けっして猟師、漁夫、牧夫、批判家にならなくてよいのである」[7]、「共産主義があらゆる反動的社会主義と区別される最も本質的な原理の一つはどこにあるかといえば、それは人間の自然〔本性〕のうえに基礎づけ

中島 直　149

られた次のような経験的見解である。すなわち、頭および一般に知的能力の差異はなんら胃および肉体的要求の差異を条件づけるものではないということ、したがって、われわれの現存の諸関係が基礎になっているまちがった原則、『各人にはその能力に応じて』という原則は、これが狭い意味での享受に関係しているかぎり、『各人には必要に応じて』という原則に変更されなければならないということ、別のことばでいえば、活動における、労働における相違は、いかなる不平等の根拠にもならず、所有と享受のいかなる特権の根拠にもならないということである」8)とする『ドイツ・イデオロギー』、「共産主義社会のより高度の段階で、すなわち諸個人が分業に奴隷的に従属することがなくなり、それとともに精神労働と肉体労働との対立がなくなったのち、労働がたんに生活のための手段であるだけでなく、労働そのものが第一の生命欲求となったのち、諸個人の全面的な発展にともなって、また彼らの生産力も増大し、協同的富のあらゆる泉がいっそう豊かに湧きでるようになったのち――そのときはじめてブルジョア的権利の狭い視界を完全に踏みこえることができ、社会はその旗の上にこう書くことができる――各人はその能力におうじて、各人にはその必要に応じて！」9)とする『ゴータ綱領批判』である。論者は共産主義社会の実現に向けて努力している者ではないが、社会変革のモデルを主張し多くの影響を与えてきた論客が提唱している、「平等」を基軸とした未来社会像として、上記が一つの形として念頭に浮かぶのである。無論、上記言説が発せられた時期から年月を経て、公害、資源の枯渇や原子力発電所事故などに直面している我々は、生産力の増大が富をいっそう豊かにさせ続けるという考えをただちに共有することができないから、これには多くの留保が必要である。また、マルクスらの提唱した社会像が「理念」なのか「運動」なのかという問題もあるから10)、固定したモデルと考えない方がよいのであろう。但し、「能力」の違いを前提とした上で、「必要に応じて受け取る」という思想は富の平等につながるし、固定された分業を廃止することは差別の撤廃につながる方向性を持つ。但し分業を本当に廃止できるのか。例えば手術

を要するような急性腹症に罹患した人が、「朝に狩猟を、昼に魚取りを」していて、「固定されたどんな活動範囲をももた」ない、「すき」というのみで手術を行っている、そのときだけの「外科医」に治療をしてもらおうと思うだろうか。

　他のところでも紹介したが[6]、障害者の問題を充分に扱い得ていないとは言え、ロールズの議論[11][12]は参考になる。ロールズは、構成員が自分の社会的地位、能力を知らない（無知のヴェール）ような集団（原初状態）が合理的に選択するであろう正義の原理を検討し、「正義の二原理」として、基本的自由に関する平等の権利を保持すべきであるとする第一原理、社会的・経済的不平等は、最も不遇な人びとの最大の便益に資するように（格差原理）、および機会均等な職務と地位に付帯する（ものだけに不平等がとどまる）ように（機会均等原理）、編成されなければならないとする第二原理を提唱した。例えば、「生まれの不平等と自然本性的な（才能や資産の）賦存の不平等は不当なものであるため、何らかの仕方で補償されなければならない。……この原理を追求していくならば、少なくとも人生の一定期間（たとえば学校教育の初等段階）にわたり、高い知能の生徒よりも知能にそれほど恵まれなかった生徒の教育に対して、より多大の資源が費やされることになるだろう」（川本ら訳、p135）ということになる。しかし、ここで言われる、目指されるべき平等とは何の平等を指すのか、ということが問題となる。センは、社会制度に関する主要な倫理理論はいずれも「平等」を支持しているが、何の「平等」を指向しているかによって異なっているとしている。そして、ロールズは功利主義を効用にのみ着眼している点で批判して「権利、自由と機会、所得と富、自尊の社会的基礎」のような「合理的な人間ならば誰でも望むであろうと推定されるもの」である「社会的基本財」に注目しているが、「社会的基本財」も人間存在の多様性にはほとんど注意を払っていないとして批判し、「基本的潜在能力（basic capabilities）」に着目することを提唱している[13]。「潜在能力」とはある人が選択することのできる「機能」（＝人の福祉を表す様々な状態や行動）の集合である。「福

祉」はwell-beingの訳であり、暮らしぶりの良さを表す14)。尊敬する浅野先生からお褒めをいただいた15)言葉をここでも繰り返しておくが、疾病や障害という不平等の存在を直視し、その中でのもっとも不遇な人びとの暮らしぶりの改善に資することができるのであれば、そうした精神医学は正義にかなうと言えるのであろう。

6 ● おわりに

　論者が関わってきた事例を通じ、精神医学における差別の問題を論じ、それが国家意志と関連していく様をごくおおざっぱに概観し、また浅学を承知で社会科学的な観点につなげた。具体的な分析や提言としては希薄であるが、今後も実践を通じながら考えていきたいと思う。

【文献】

1) 中島直：医療観察法は改善不能、即座の廃止しかない。司法精神医学、10-1、53-58、2015
2) 中島直：えん罪・野田事件に認められる精神障害者差別。社会臨床雑誌、24-1、33-36、2016
3) 中島直：自動車運転と精神疾患〜道路交通法、新規刑罰。精神医療、71、105-110、2013
4) 中島直：自動車運転と精神疾患〜道路交通法、新規刑罰2。精神医療、76、82-89、2014
5) 中島直：精神障害者と自動車運転をめぐる問題。病院・地域精神医学58-3、266-269、2016
6) 中島直：精神科治療法の歴史と倫理――精神医学の濫用。中谷陽二、岡田幸之編：シリーズ生命倫理学9精神科医療、丸善出版、東京、2013、1-17
7) K.Marx, F.Engels: Die deutsche Ideologie. 花崎皋平訳：新版ドイツ・イデオロギー。合同出版、東京、1992、p.68
8) K.Marx, F.Engels: Die deutsche Ideologie. 大内兵衛、細川嘉六監訳：マルクス・エン

ゲルス全集第3巻、大月書店、東京、1963、586-587
9) マルクス＝エンゲルス著、全集刊行委員会訳：ゴータ綱領批判、エルフルト綱領批判。大月書店、東京、1977、p.28
10) 竹内章郎：コミュニズム論における自己否定の論理。岩佐茂ら編：『ドイツ・イデオロギー』の射程、創風社、東京、1992、301-346
11) Rawls, J.: A Theory of Justice. Oxford University Press, 1971. 矢島鈞次監訳：正義論。紀伊國屋書店、東京、1979
12) Rawls, J.: A Theory of Justice: Revised Edition. Harvard University Press, 1999. 川本隆史、福間聡、神島裕子訳：正義論改訂版。紀伊國屋書店、東京、2010
13) Sen, A.: Equality of What? Choice, Welfare and Measurement. Basil Blackwell, 1982. 大庭健、川本隆史訳：何の平等か？合理的な愚か者。勁草書房、東京、1989
14) Sen, A.: Inequality Reexamined. Oxford University Press., 1992. 池本幸生、野上裕生、佐藤仁訳：不平等の再検討──潜在能力と自由──。岩波書店、東京、1999。訳者まえがき、p.v 〜 vi
15) 浅野弘毅：紹介「シリーズ生命倫理学第9巻精神科医療」。精神医療、75、121-123、2014
16) 富田三樹生、三野進、太田順一郎、岡崎伸郎：国家意思とメンタルヘルス（座談会）。精神医療、84、10-41、2016

相模原事件から1年が過ぎて

中島 直　Nakajima Naoshi

　相模原事件から1年余が過ぎた。被告人は精神鑑定が終了したとされ、起訴された。被告人の「手紙」と称されるものも出回っており、障害者の安楽死が提案されている。

　本書のもととなった精神医療86号の特集が出たあとの2017年6月、第113回日本精神神経学会学術総会が行われ、私も属する法委員会によるシンポジウム「旧優生保護法と精神科医療——津久井やまゆり園での殺傷事件がつきつけたもの」が開かれ、岡田靖雄氏、市野川容孝氏、香山リカ氏による発表が行われた。そこでは、日本の優生思想やヘイトスピーチの現状とともに、主に市野川氏によって、優生学の歴史が語られた。

　相模原事件が優生思想の現れであるというのは間違いではないだろう。しかし、優生学はもっとはるかに「学」としての体をなしているし、優生思想はもっとはるかに巧妙に我々の社会に浸透している。被告人自身も気づいたようであるが、相模原事件は障害者の「安楽死」ではなかった点で、「ナチス以下」であった。市野川氏は、私がシンポジウムの場でフロアから「それでは相模原事件をどう形容したらよいのか」と質問したのに対し、端的に「障害者差別」でよいのではないかと回答した。なるほど、と思った。

　差別のない社会は訪れないものか。私が学生のときには、在日外国人の人たちの指紋押捺制度が問題になっており、運動している人たちがいた。私も若干は関与した。制度はなくなったが、大韓民国、朝鮮民主主義人民共和国、中華人民共和国等の人たちに対する排外主義は、形を変え、より巧妙になって、存在していると感じられる。インターネットの普及も大き

な影響を及ぼしている。全てとは言わないが、非常に粗雑な論理がまかり通っている。

　精神医療86号の編集後記に書いたことの一部を再掲する。筆者自身の体験を語ることを許容されたい。学生時代に障害者運動に触れ、青い芝の思想を知り、全障連の関係から車椅子障害者の介護にも入った。自己否定の思想も知った。「内なる差別」という考え方にも触れた。障害者の裁判に関わった。差別の糾弾という運動を知った。悩んだ（主観的にはそのつもり）末に、高い専門性と実践力を持った専門家を目指すべきだと考えた。努力と能力の不足のゆえにそれは充分達せられているとは言えないが、目標だけは維持してきた。今回のような事態があると、制度や行政の動きの問題に注目しがちであるが、それでは自分はどうなのか、という思いもどこかにある。そして、「共生」とは何か、具体的にどういう状態なのか、あるいは不断の運動なのか。

　本書所収「差別と精神医学」でロールズについて触れた。無知のヴェールとは、自分が差別される側になるかもしれないということを想像するということである。

　病院で精神科臨床を行っている私の現場に近づけて言う。精神科病院入院中の拘束による死亡が問題となっている。正直に言えば、私の病院は短期入院型の病院で、激しい精神症状を伴う方が非常に多いうえ、やむを得ず長期入院となる場合も慢性の問題行動を抱える方が多く、全体として隔離や拘束は非常に多い。行動制限をゼロにできるとは言えないが、人手が今の倍あればかなり減らせると思う。また拘束中に問題となるのは深部静脈血栓症であるが、これは観察や下肢の運動、頻回の部分解除などでかなり減らせる。これも人手の問題である。これが充分にできない状況を放置したまま、拘束等をやむを得ない状況にしているのは差別である。精神科医療の診療報酬が非常に低くおさえられており、人手が増やせないことに起因している。ついでに言えば、医療観察法などという、全く無意味な制度に人手を費やさせているのは、やはり精神科医療は治安目的が第一とい

う差別に裏打ちされている。

　日本の精神科医療の病床が減らないのも差別の現れである。為政者からすれば、これだけ安上がりに人を閉じ込めておけるシステムは、これから認知症の人が一時的にあふれかえる時代を目前にし、「使い勝手がよい」。精神科医療従事者は、自負があるのであれば、こういう邪悪な意図に利用されないという気概を持たなければならないが、残念ながらそれは控えめに言っても「充分でない」。長期入院者を地域に退院させることは大変であるが、種々の工夫で不可能ではないにもかかわらず、長期入院者は、死亡等による自然減を除くと、ほとんど減っていない。さらに言うと、新規入院者の1年後残存率が1割を上回っているという現状は悲惨である。地域から新たに入院した人の10人に1人以上が1年以上入院しているということで、すなわち長期入院を新たに生み出すシステムが存在しているのである。私の勤める病院は、1年後残存率は1〜2％である。診療報酬上の規定をわずかに超える程度の人員しか配置しておらず、長期になったからという理由で他の精神科病院に転院をさせるようなシステムを持たない当院でも、この程度の数字は出せる。それでも、年間700人以上の入院があるから、年に10人ぐらいの長期在院者を生み出しているということになる。私は本来これは許されないことであると考えているが、今後の課題である。ついでに言えば、医療観察法の1年後残存率（退院率ではない！）は95％ぐらいで、これは話にならない。

　これも、いろいろ切り口はあるが、やはり一つは差別の問題である。差別は無知から来るというのは一つの真理であり、障害者が身近にいることが少なくなって障害者差別が深刻化したという問題はあるが、精神科医療従事者のように精神病者を間近で日常的にみている者による深刻な差別があることもまた事実である。『母よ！殺すな』（横塚晃一、生活書院）は、障害者のもっとも身近な存在である母による障害者殺しに対抗する思想であるが、裏を返せば生まれたときからその存在を最もよく知る者による殺害という究極の差別が存在しているということである。相模原事件の被告人

もそうである。彼は施設に勤め、障害者をよく知っていた。しかしその体験がより差別を強めたとも見える。すなわち、差別をなくす上で、「知る」ということはその第一歩となるが、必ずしも解決の方向に行くわけではないということである。

　私自身も差別と無縁でないと日々痛感する。例えば、私が当院に勤めるようになって、私の思いでは「到底退院できない」と考えた長期入院の人の退院が衝撃であった。その一人の人の退院に向けて、多数の職員が協力した体制も驚いた。本人は退院を嫌がり、病棟に上がり込んだりしてきていたのに、いつの間にか在宅生活がよくなって、調子が悪くなっても入院を拒否するようになったことも新鮮であった。生活はめちゃめちゃで、それこそ近隣からの苦情もすごかったが、深夜、仮に病院にいたのであれば消灯時間を過ぎてスタッフから早く寝るようにと声をかけられるころに、一人でテレビを眺めるのがいい、としみじみ語る彼に打ちのめされた感じがした。実践家としての私の力および認識の不足とともに、諦めてしまうというのも差別だと感じた。

　知っているだけでは駄目なのだ。どういうふうに知り、どういう環境で見て、思考が形成されるか、ということなのだと思う。私自身、これまでの勤務等では考え得なかったことが、当院に来て考えられるようになった。障害者が人としての尊厳を当たり前に感じられるような環境、思想がどこにでも流通している状況を作らなければいけないのだと思う。

　相模原事件はいろいろな影響を残したが、私たちが一番危惧したのはこれによって精神科医療の治安的役割が強化されることであった。実際に、措置入院者の退院に向けて種々の取り組みを行うことを規定した精神保健福祉法の改正案が出され、これは実務的にも問題であるうえに大きな差別でもあった。私もいろいろなところで批判したが、正直なところ、ほぼ与党独裁の状況の中、半分以上は成立してしまうのだろうと思っていた（正直に明かせば、上に引用した編集後記の別の箇所にも、その思いを露呈し

てしまっている一文があった)。それが、あに図らんや、そうはいかず、第193回通常国会に出された本法案は2017年5月に参議院で可決され衆議院に回されたが、その後は審議入りできず、国会が閉会となって継続審議となった。本稿執筆の段階では、9月の臨時国会で衆議院解散がなされると報道されているから、これにより同法案は廃案となるようである。こうした意外なことになったのは、与党関係者の不祥事やその対応のまずさなど他の政治状況も関連していたことは確かではあるが、参議院で本気の議論をさせ長期の審議を余儀なくさせた、当事者を中心とした反対運動の成果であった(私はこの運動に多少の関与はしたがそれは大きなものではなく、むしろ感服するばかりであった)。この歴史的事実も特記して記録と記憶に残しておくべきものである。

措置入院の話だけでなく

太田順一郎　Ota Junichiro

1 ● それでもまず措置入院の話

　2016年7月26日に神奈川県相模原市の障害者支援施設津久井やまゆり園で発生した殺傷事件（以下、相模原事件）は私たち精神科医療に携わるものに大きな衝撃をもたらした。そして、その衝撃はいくつかの領域にわたる多層的なものであった。しかし2017年4月に刊行した精神医療誌第86号の特集「相模原事件が私たちに問うもの」の座談会において（本書にも収載）、私たちが取り扱ったテーマはかなり限定されたもので、精神科医療が歴史的に犯罪予防を引き受けさせられてきた問題とも関連して、とくに措置入院制度の見直しの行方などに絞られていた（座談会以外の特集論文はそうではない）。一方本稿で私が語ろうとしているのは、あの座談会以降、折に触れて私の頭に浮かんだいくつかの思いである。それは相模原事件に関連して繰り返し取り上げられた「障害者差別」「共生社会」「優生思想」などの言葉が、日々の生活の中のさまざまな経験によって触発されて浮かび上がってきたものであり、そのため本稿はややまとまりに欠けるものになるだろう。その点をあらかじめお詫び申し上げ、何卒読者の皆様のご容赦を願いたい。

　とは言え、本稿には第86号特集座談会のその後の状況を確認しておく役割もあると考えられるので、ここではまず措置入院制度の見直しを中心とした、その後の制度上の動きを概説しておきたい[1]。座談会を開催した

のは2016年12月25日であった。「相模原市の障害者支援施設における事件の検証及び再発防止検討チーム（以下、検証・検討チーム）」は、すでに12月8日に最終報告書～再発防止策の提言を公表していた。一方、厚生労働省は2016年1月に「これからの精神保健医療福祉のあり方に関する検討会（以下、あり方検討会）」を発足させて、次期精神保健福祉法改正に向けて議論を重ねていたが、上記検証・検討チームの最終報告書を受けて、それまでのテーマに加えて措置入院制度に関わる見直しもテーマとして取り上げることになった。このためあり方検討会は、当初予想されていた医療保護入院制度に関する見直し（主に市町村長同意に関するもの）に加えて、措置入院制度の見直し、および指定医資格の取得に関する見直し、という予定外の2つのテーマを抱えることになった。

2 ●国会審議 など

　あり方検討会は2017年2月17日に最終的な報告書を提出した。2016年1月にあり方検討会が発足したときの予定（当初最終報告書は2016年夏頃にはまとめられる予定であった）から考えればずいぶん遅過ぎる、そして措置入院制度の見直しを検討会のテーマに加えることを決めたのが2017年1月になってからであったことを考えればずいぶん早過ぎる最終報告書提出であった。この報告書を受けて、平成29年2月末には精神保健福祉法改正案が国会に上程された。改正法案は参議院先議となり、同年4月7日に参議院本会議で改正法案の主旨説明が行われて審議入りとなった。改正法案の主な改正項目は、
①国及び地方公共団体が配慮すべき事項等の明確化
②措置入院者が退院後に医療等の継続的な支援を確実に受けられる仕組みの整備
③精神障害者支援地域協議会の設置

④精神保健指定医制度の見直し
⑤医療保護入院の入院手続等の見直し
の5点であったが、参議院では主に措置入院制度の見直しに関する項目である②及び③について野党からの批判が集中した。

　②の具体的な内容としては、措置自治体による退院後支援計画の策定、帰住先の保健所設置自治体による退院後支援計画に基づいた相談指導、支援対象者の移転時の自治体間での情報通知、および入院中の退院後生活環境相談員の選任が挙げられていた。③の精神障害者支援地域協議会は、法文上はやや分かりにくいのだが、代表者会議と個別ケース会議の2つのレベルで実施されることになっている。代表者会議は年に1～数回実施される、その地域における措置入院から退院した人たちを支援していくシステムを話し合う会議であり、個別ケース会議は措置入院から退院する人たち個々の支援に関して支援者が集まって具体的な支援について話し合う会議とされていた。

　平成29年4月～5月の約40日間、参議院厚生労働委員会において交わされた論議では、このいずれもが強い批判にさらされることになった。まず退院後支援計画の策定については、原則的には措置入院からの退院前に作成することになっているため、入院が比較的短期である場合には、退院後支援計画を作成するために入院期間が不要に長くなってしまうのではないかという懸念が示された。また、退院後支援計画を作成するために精神障害者支援地域協議会の個別ケース会議が開催されることになるが、この会議への患者本人及び家族の参加が、当初「必要に応じて」と概要資料に書かれていたため、支援者側、治療者側による一方的な支援計画の押し付けになるのではないか、との厳しい批判もあった。このため参議院での論戦中にこの部分の「必要に応じて」という部分が削除されるという顛末となった。

　また、精神障害者支援地域協議会に警察が参加することについての強い懸念も野党側からは繰り返し表明された。二重構造になっている精神障害

者支援地域協議会では、代表者会議には警察の参加が想定されており、一方で個別ケース会議には原則として警察は参加しないとの答弁が繰り返された。ただし警察が地域におけるケース支援機関の1つとして（つまり防犯を目的としない立場で）個別ケース会議のメンバーになることは可、とされており、この点に対しても繰り替えし懸念が表明されることになった。

　結果として参議院本会議において精神保健福祉法改正案が採択された時点（5月17日）で、当初の改正法案はいくつかの修正を加えられることになった。改正されたのは附則部分であるが、その内容としては、

①次回の見直し時期を施行後5年以内とされていたものから、「施行後3年をめど」に修正した

②見直しの趣旨に権利擁護の観点を盛り込み、措置入院者や医療保護入院者の退院後の支援の在り方、支援に係る関係行政機関等による協議の在り方、非自発的入院者の権利の保護に係る制度の在り方について検討し、所要の措置を講ずるものとした

③見直しに当たっての具体的な検討項目として、措置入院者と家族の退院後支援計画の作成に関する手続への関与の機会の確保、措置入院者と家族による退院後支援計画の内容と実施についての異議・修正の申出に係る手続の整備、非自発的入院者に係る法定代理人又は弁護士の選任の機会の確保、の3点を特に掲げた

の3点であった。また、附則の修正と同時に18項目に及ぶ附帯決議が採択された。附帯決議においては、「本法律案は特定の事件の発生を踏まえた犯罪防止を目的とするものではなく、精神障害者に対する医療の充実を図るものであること」が明示され、18項目中には参議院厚生労働委員会で繰り返し議論された論点——退院後支援計画の策定・実施の在り方、精神障害者支援地域協議会の運営の在り方など——の大部分が盛り込まれることになった。

　今回の改正法案の問題点は、法案説明のための「法律案の概要」ペーパーの冒頭にあり、参議院厚生労働委員会の論戦の中で削除されるに至った

「相模原市の障害者支援施設の事件では、犯罪予告通り実施され、多くの被害者を出す惨事となった。二度と同様の事件が発生しないよう、以下のポイントに留意して法整備を行う。」という文言に集約されている。この文言には今回の措置入院制度の見直しが、犯罪防止を目的としたものであることが明確に示されている。参議院厚生労働委員会では、退院後支援計画の策定と実施、精神障害者支援地域協議会のあり方と警察の参加、などの論点が野党によって繰り返し追及された。

これまで精神科医療関係者の多くは、退院後の患者のための地域支援の強化を求めてきた。また地域の警察は、私たち精神医療・保健関係者が精神障害者の地域支援を実施するときにしばしば協力を求める機関であり、多くの精神科医療関係者が地域の警察との連携を重要と考えているはずである。しかし残念ながら今回の改正法案における措置入院制度の手直しは、精神障害者の地域支援の充実のために準備されたものではなく、犯罪防止のために企図されたものであった。このため、退院後支援計画も精神障害者支援地域協議会も、犯罪防止の性格を拭うことができず、結果として非常に厳しい批判を受けることになった。

5月17日に参議院本会議にて採択され衆議院に送られた改正法案であったが、衆議院において審議入りする前に国会会期が終了したため、他の諸法案と一緒に継続審議となった。継続審議となった改正法案は、大方の予想としては、秋の臨時国会に送られて衆議院にて審議入りするものと思われていた。これまでの通例に拠って、参議院において費やしたのと同じくらいの審議時間を費やすのではないかといった見方もあり、ある程度の審議日数を要する可能性も見込まれていたが、それでもおそらく平成29年末頃には改正法案が成立するのではないか、というのが大方の予想であったと思う。

ところが、平成29年9月28日、秋の臨時国会において突然の冒頭解散が実施され、総選挙に突入する運びとなった。このため一度参議院を通過した改正法案は廃案となり、精神保健福祉法の改正はやや見通しが悪くな

っている。衆院選で与党が大勝したため、廃案になった改正法案と大きくは変わらないものがあらためて提出されるのではないかという予想が立つが、今後の改正法案の行方は不透明である。

3● 措置入院の話を離れて

　相模原事件以降、私は精神保健福祉法改正に関連した領域では、さまざまな機会を得て多くの議論を交わし、意見を表明し、拙い文章も著した。一方でこの事件に関しては、当初から、障害者差別の視点、優生思想の視点、大規模収容型施設の問題、格差社会の問題など、いくつかの切り口からのさまざまな言説を見ることができるし、私もそういった視点からこの事件を考えることが何度もあった。

　例えば私は主に精神科医によって構成される学術団体である日本精神神経学会の法委員会という委員会に参加しているが、この委員会は平成29年6月に名古屋で開催された学術総会で、優生思想をテーマとしたシンポジウムを企画した。非常に多くのことを考えさせてくれるシンポジウムであったが、このシンポジウムにおいて岡田靖雄が語った「己もいくらかの差別者であることの自覚」は、私がこの事件後ずっと抱いていた思いを言葉にしてくれたものとして強く印象に残っている[2]。

　私たちが「差別する存在である」ということは、10代の頃から私の頭の中にずっと存在していた思いである。その思いは現在に至るまで、それほど大きく変化することなく続いている。そしてこの事件が起きて以降、折に触れてさまざまな「差別」について過去の記憶が思い起こされ、新たな思いを致すことがあった。以下はそのような思い、「私たちは差別する存在である」という思いであったり、「差別のないクリーンな社会を目指すのではなく、目の前の1つ1つの差別と闘い続けたい」という思いであったりを、まとまりなく書き連ねたものである。

4 ● 差別する存在であること
―― 細雪・教科書・波平恵美子

　相模原事件のすぐ後の9月頃、たまたま谷崎潤一郎の「細雪」を通して読んだ5)。大阪・船場の旧家の美しい4姉妹を描いたこの物語は、三女雪子のお見合い話を軸としてそのストーリーが展開していく。雪子はこの長編の中で計5回のお見合いを経験し、この5つの縁談はそれぞれの経過を経てそれぞれの終末を迎えるのだが、その中で最もあっさりした終末を迎えるのが1件目のお見合いエピソードである瀬越氏とのお見合い話である。瀬越氏との見合い話は、姉妹行きつけの美容院の女主人である井谷氏が持ち込んだもので、瀬越氏の年齢や資産、雪子の肺病の疑いや眼の縁のシミといったいくつかの障害をクリアして、どうにか話がまとまりかけたところに、雪子の本家が進めていた身元調べの結果が出て、瀬越氏の郷里に居る実母の病が精神病だということが判明する。すると、関係者のうちの誰の異議も反対もなく、きわめてあっさりと破談が決まるのである。それまでこの縁談について、あれやこれやと揉めながら成婚に向けてどうにか進んでいた家族も仲人も、瀬越氏の実母が精神病ということが明らかになった瞬間に、それ以上の話を全くしようとしなくなる。見合い相手の瀬越氏の実母が精神病であることを長女鶴子から知らされた次女幸子は、帰宅した三女雪子にその旨を告げる。このとき2人の間には、以下のような会話が交わされる。

幸子「あの話、あかなんでんわ」
雪子「そうか」
幸子「あのお母さんいう人なあ、………中風病みやいう話やってんけど、精神病らしいねんわ」
雪子「そうか」
幸子「それやったら、問題になれへんよってにな、………」
雪子「ふん」

太田順一郎

たったこれだけである。その数日後、幸子からこのことを伝えられた仲人の井谷氏は「…、精神病というようなことはただ今初めて伺いますので、全く知らなかったのでございますの。でもほんとうにお調べになってようございましたわ。いいえ、そりゃもうそういう訳でございましたら、おっしゃるのがごもっともでございます」と、それまでの返事を急かすような態度を一変させて、平身低頭、この見合い話を引っ込める。

　このエピソードの示す精神病に対する差別・偏見の激しさは、今日の私たちから見れば非常に大きな驚き、もしくは違和感を覚えるほどものである。しかし、おそらく70年前に谷崎がこの小説を発表したときには、そこに驚きや違和感を示す反応はほとんどなかったのかもしれない。

　かつて中学校や高等学校の保健体育の教科書における精神病に対する差別・偏見はきわめて激しいものであった。この分野における中根允文の精力的な研究は[6]、昭和20年代から40年代にかけての保健体育の教科書における統合失調症に関する記述の実態を、詳細に、具体的に伝えている。例えば昭和25年に教育図書株式会社の出版した『健康のよろこび』には統合失調症に関して「精神分裂病は精神病の一つで、少年や成年の頃から起こって、だんだん気が狂っていく病気で、このような病気にかかるものは、子どものうちから普通でなく、16〜17歳の頃から性質が変わり、火つけ・家出・荒々しい行いその他の罪を犯すことがある。」と述べられており、また昭和34年に大修館書店が出版した『高等保健　全』には「悪質の遺伝病の素質を有する人は結婚しても子孫を残すことはつつしむべきである。たとえば精神分裂病者が子供を生むことはいたずらに社会に負担をかけ、その子供に同じような病苦を味合わせる結果になるおそれがあるので、優生保護法等によって適切な処置をとらねばならない」といった記載がある。中学、高校の教科書にこのような内容がごく当たり前に記載されていたような時代背景を考えれば、幸子、雪子、そして井谷氏らの反応は、ある意味当然なのかもしれない。

　文化人類学者の波平恵美子は、精神障害が通婚忌避を中心とした差別の

対象として浮かび上がってきたのには、昭和30年代に入ってからの社会的状況の変化が大きくあずかっているとしている7)。その社会的状況の変化とは、精神障害者が家族の希望で施設（おそらく精神病院）に送られ、長期間ムラへは帰って来ないという状況が見られるようになったことだという。これはつまり、主に昭和30年代〜昭和40年代に精神病院が急増したことを指しているものと思われる。精神病院が急増し、それまで地域に居た精神病者、精神障害者たちが精神病院に収容されることによって地域から姿を消し、そのことによって精神病に対する差別が強化されたことは今日のスティグマ研究の知見から考えても十分納得できるものである。しかし、細雪の物語も、保健体育の教科書の記載も、それ以前から精神病が強力な差別の対象とされていたことを教えてくれている。私たちの社会は、精神病に対して包摂的に遇していた時期も、排斥的に遇していた時期も、多分いずれの時期にもなんらかの意味で精神病を差別的に扱ってきたのだろう。それはもちろん精神病だけでなく、ハンセン氏病に対しても、結核に対しても、知的障害に対しても、脳性麻痺に対しても、在日朝鮮人に対しても、被差別部落民に対しても、ごく当たり前に差別的な扱いを繰り返してきたのだろう。

　私たちが差別する存在であることは、実証的な事実なのだろうと思う。なぜ私たちが差別する存在であり続けるのかは私には分からないが、私自身が差別する存在であることは、私自身には明らかな事実である。その事実は10代の後半から私には明らかであり、常に突き付けられ続けていた、と思う。

> 5●それでも差別と闘い続けること
> ── ゲイの少年・青い芝・ディストピア

　障害者に対する差別のない社会で暮らすことは、障害者に予め与えられている権利などではない。それは勝ち取るものだ。そのために私たちは、

もしくは彼らは戦い続けなければならない。そんなこともしばしば考えてきた。

　私は以前、あるゲイの少年の外来主治医を担当していた。希死念慮を主訴として精神科外来を受診した彼は、当初は「ホモフォビア」であるという前主治医の説明を受け入れることで自分自身を支えようとしていたが、結局それは無理な説明であった。数年にわたる私との治療経過の中で、彼は長い時間を掛けて自らの同性愛志向を認め、受け入れる方向に進んでいった。長い葛藤の末に自らの同性愛志向を認めるようになったとき、彼の中に生まれた最も強い思いは、「どうして自分たちは、こんな立場に置かれないといけないのか!」という怒りだった。その時期の彼との診察場面では、「どうして僕たちは、ストレートの人たちから差別されなきゃいけないのですか？　おかしいじゃないですか!」と、今の日本の社会で性的少数者が置かれている差別的な状況に対する怒り、苛立ちが繰り返し語られることになった。それまでいつも診察の場面では「フンフン」「そーかあ」「そーだねー」と聞いているだけだった私は、そのときも「ウーン、ただ、まあ、それは…、やっぱり勝ち取らないといけないことなのかもしれないなあ…。人間社会ってあらかじめ公平、平等にはできてないからねえ、多分」と返すのが精いっぱいで、心の中ではそれに続けて「ただ、少しずつ平等に近づき、差別を乗り越えようとして、それでも乗り越えられない、そんな存在かもしれないけど」「だけど頑張ろうよ。差別する自分や他人と闘い続けるしかないんだ」と呟いていた覚えがある。この頃、医者になってすでに10年近くが経っていたと思うが、相変わらず「人間はきっと差別する存在なんだろうな」という思いは続いていた。

　ところで、そのときに私が彼に言った「戦い、勝ち取るものなんじゃないかなー」という言葉は、今思い出してよく考えてみると、多分青い芝の会の影響を受けているんじゃないかな、と思う。私は、実は「青い芝」のことをよく知らない。今まで彼らの活動に関わったことはないし、その歴史を詳しく知っているわけでもない。したがって、本来私が「青い芝」に

ついて語る資格は全くないのである。それでもここで「青い芝」のことを取り上げるのは、私が差別というものについて、自分なりに真剣に考え始めるきっかけになったのが、「青い芝」についての新聞記事だったことを、今回の事件からの連想で思い出したからだ。青い芝の会は、私にとって一方的な恩師のようなものである。

　当時、今から40年近くも前になろうか、私は高卒後浪人生活を送っていて、浪人にしては全く勉強もしない怠惰な毎日を送っていた。当然実家にいたのだが、実家が定期購読していた新聞がたまたま「青い芝」に関連する記事を掲載していた。その内容は正直言って殆ど覚えていない。かすかに覚えているのはその記事の中にあった（もしくは見出しに使われていた）「健常者は敵だ」という言葉である（それも不正確かもしれない）。しかし、その小さな囲み記事は、私に非常に大きなインパクトを与えた。それまで漠然と「人は差別する存在であり、もちろん自分自身もそうだ」と考えていた私に対して、回答とまでは言えないものの、考える方向を与えてくれるものであった。

　人は差別する存在である。今、障害者は差別の中にある。障害者はこの差別に対して戦い続けることによってしか、差別を解消することはできない。

　それ以降私の頭の中には「私たちは差別する存在である」という言葉に加えて、「私たちは差別と闘い続けなければ、差別は解消に向かわない」という言葉が刻まれるようになった。ただ、それでは私たちは「差別のないクリーンな美しい社会」を目指しているのかというと、筆者にはそうとは思えなかった。差別をやめることのできない私たちが目指すのは、差別のない社会を作ることではなく、絶え間なく目の前に現れ、絶え間なく自分の頭の中に現れてくる差別と闘い続けることでしかないのだろう。でも、そんな風に考えながらも、精神科医となってからの筆者はとくに差別と闘うこともなく相変わらず怠惰な日々を暮らしてきたのだけれど。

　細雪を読んだ少し後に、これもたまたまだが、いわゆるディストピア小

説を数冊続けて読み直した。その中でオルダス・ハクスリーの『すばらしい新世界』に描かれているのは、人がアルファ、ベータ、ガンマ、デルタ、イプシロンなどの階層にきれいに区分けされた世界である[3]。それは完璧に差別的な世界である。しかし読んでいる私には、全く差別のない美しい世界にも思われた。葛藤のない世界。私たち人間が抱えているさまざまな葛藤を権力者の都合のいい方向に無理やり解決することで、結局なんらかの歪みが生じてしまう、という多くのディストピア小説に共通する要素がこの小説にも見られる。この完璧に差別的な世界に適応している登場人物ヘンリーは「人間はみんな、物理化学的には平等なんだよ」と語る。そしてこの世界では全ての人が成長過程で毎晩「みんなはみんなのために働く。みんなはみんなのために働く」「わたしたちは、どのひとりが欠けても生きていけない。わたしたちは、どのひとりが欠けても生きていけない」と睡眠学習を受け続けるのだ。

そこには葛藤がない。

6 ● 葛藤の中で

差別をしてしまう存在である私たちが、差別のない社会を目指すことは、自らを葛藤の中に落とし込んでしまうことだ。差別的意識も優生学的思考も、おそらく私たちが社会的な存在である限りは私たちの考え方の中から除くことはできないのだろうから。

本書掲載の熊谷晋一郎の問題提起は、私にとって非常に重いものである[4]。そこには、自己決定可能な者、としての自己決定不能な者への差別意識の自覚がある。これをどのように乗り越えていくか、私たちは考え続けなければならない。

本来的に差別する存在である自分が、どうすればよりましな存在になれるのか。相模原事件に関して考えるとき、それが精神科医療に関する話題

であれば「犯罪予防を精神科医療に押し付けるな！」といったシンプルな主張をすることのできる自分が、「差別」「優生思想」の話になった途端に見事に筆が鈍るのが分かる。これは自分にとっても驚きであった。

やらなければいけないことは「考え続けること」。それは分かっているのだが。

【参考文献】
1) 太田順一郎：措置入院制度の手直しと問題点、精神科臨床サービス、第17巻03号：2017
2) 岡田靖雄：今日において反優生・反差別ということは、第113回日本精神神経学会学術総会プログラム：103-104、2017
3) オルダス・ハクスリー：すばらしい新世界（大森望訳）、早川書房、東京、2017
4) 熊谷晋一郎：当事者の立場から考える自立とは、精神医療、第86号：80-85、2017
5) 谷崎潤一郎：細雪、角川文庫、東京、1956
6) 中根允文：精神障害に係るAnti-stigmaの研究、日本社会精神医学会雑誌、第22巻第4号：452-473、2013
7) 波平恵美子：病気と治療の文化人類学、海鳴社：112-113、東京、1984

あとがき

中島　直　Nakajima Naoshi

　この本のもととなった精神医療誌の特集号（86号）が出た直後、精神科医の大先輩であり数々の場面で考えるべき方向性を示して下さる岡田靖雄先生からご批判をいただいた（相模原事件についておもうこと二つ三つ。精神医療87、141、2017）。①相模原事件は単なるヘイトクライムではなくて、この国におこっているもっと根ぶかいものの現れではないのか。②（「大量殺人」との言葉について）人を"量"と表現することにはひっかかる。③ふるい優生思想への批判はここではもう役だたない。今回の特集に新優生学に正面きってとりくんだ論説はなかった。生殖技術がさらに進歩していくだろうことをかんがえると、新優生学とどうとりくむか、今すぐに議論をはじめてもおそいくらいである、と。

　①はもっともっと考える必要があるだろう。②は、実は私は逆の思いを持っていた。司法精神医学の領域では「大量殺人」の語はよく用いられていて、私も時に用いてきた。この事件が、障害者が被害者であるがゆえに「大量殺人」であるという面が軽視されることをおそれ、むしろこの語を積極的に使った方がよいのではないかと思っていた。しかしご指摘の点は考える必要があると感じた。

　残るは③である。本書中にも触れたように、相模原事件自体は「ナチス以下」であった。しかし現代の優生学は「ナチス以上」である。近年は「ナチス以下」の粗雑な論調もまかり通っているので、そうしたものにも抗っていく必要があると思うが、もちろんそれのみでは充分でない。新しい優生学に対し、どういう視点を示していけるか、私自身もはっきりしたものはないが、その枠組みの中からでなく外からという意味では、各論説はあ

る程度の方向性を示しているのではないか、と感じている。

　井原氏による、保安処分反対運動への批判の視点は鋭い。私は金沢学会をまったく知らない世代であるが、処遇困難者専門病棟や医療観察法に反対してきた者として、この批判は私にも突きつけられたものである。ここで論じ尽くすことはできず、いずれ別の形で論じたいと考えるが、ここでは一言だけ述べる。医療は保安を目的としない。保安目的で医療を歪めることには反対していくのが医療者のつとめである。しかし、医療が保安と無縁であると考えることもまた欺瞞である。何らかの制度ができればそれから逃れられると考えるのも事実に反する。要請には地域における実践で応えていくしかないし、むしろ実践家全てが、内容や程度の差はあれ、自らのものとして関わっていくべき課題である。保安処分反対運動はいろいろな考えを含んでいた。それは強さでもあったが弱さでもあった。

　86号を作る際に、多くの方の助言を受けた。執筆して下さった諸氏やいろいろなご意見を下さった編集委員の方々はもちろんであるが、ここで名を挙げておきたいのは、障害者問題資料センターりぼん社の小林敏昭氏である。私の拙い依頼に対して、的確にその意を読み取り、野崎氏、松永氏をご紹介下さった。小林氏とは、えん罪・野田事件の青山正さんの救援を共に担ってきた間柄で、30年ぐらいの付き合いということになる。今回に限らず、種々の示唆をいただいており、敬服したことは数えきれない。残念ながら最近終刊となった「そよ風のように街に出よう」の副編集長として発信を続けてこられたし、「青山正さんを救援する関西市民の会」の機関誌「殺したんじゃねえもの」の連載「鳥にしあらねば」は毎号種々の話題について鋭い切り口で分析している。付き合いが長いことは誇るべきかもしれないが、これだけ長期間をかけてもこの明らかな障害者差別にもとづくえん罪を晴らすことができていないということでもあり、忸怩たる思いもある。いつも私たちを鼓舞して下さる批評社のスタッフの皆さんとともに、名を挙げて感謝の意を表したい。

執筆者略歴

(執筆順)

●太田順一郎(おおた・じゅんいちろう)

1988年岡山大学医学部卒業。岡山大学医学部附属病院、高見病院(現・希望ヶ丘ホスピタル)、岡山大学医学部附属病院助手、岡山県立岡山病院(現・岡山県精神科医療センター)副院長を経て、2009年から岡山市こころの健康センター所長。著書に、『思春期外来　面接のすすめかた』(編著、新興医学出版)、『メンタルヘルスライブラリー33　精神保健福祉法改正』(編著、批評社)など。訳書に、『今日から始める統合失調症のワークブック』(監訳、新興医学出版社)、『ミルトン・エリクソンの心理療法──出会いの三日間──』(共訳、二瓶社)など。

●中島　直(なかじま・なおし)

1990年東京大学医学部医学科卒。東京大学医学部附属病院精神神経科助手、茨城県立友部病院(現・茨城県立こころの医療センター)医師、横浜刑務所医務部法務技官を経て、2001年から多摩あおば病院勤務。著書に、『犯罪と司法精神医学』(批評社)、共訳書に『米国精神医学会・拘置所と刑務所における精神科医療サービス』(新興医学出版社)など。

●井原　裕(いはら・ひろし)

獨協医科大学埼玉医療センターこころの診療科教授。1987年東北大学医学部卒業、1994年自治医科大学大学院修了、医学博士、2001年ケンブリッジ大学大学院修了、PhD。2008年より現職。専門は、うつ病、統合失調症、発達障害、プラダー・ウィリー症候群等。一方、精神保健指定医として医療観察法審判に関与。向精神薬多剤投与問題、精神鑑定、精神保健法制度等に関して、メディアでコメントをする機会も多い。著書として、『精神科医島崎敏樹──人間の学の誕生』(東信堂)、『激励禁忌神話の終焉』(日本評論社)、『精神鑑定の乱用』(金剛出版)、『思春期の精神科面接ライブ』(星和書店)、『プライマリケアの精神医学』(中外医学社)、『生活習慣病としてのうつ病』(弘文堂)、『子どものこころ医療ネットワーク──小児科＆精神科in 埼玉』(共編、批評社)、『うつ病から相模原事件まで──精神医学ダイアローグ』(批評社)、『くすりにたよらない精神医学』(共編、日本評論社)、『うつの8割に薬は無意味』(朝日新聞出版)、『うつ病の常識、じつは非常識』(ディスカヴァー・トゥエンティワン)、『薬に頼らないこころの健康法』(産学社)ほか。

●平田豊明(ひらた・とよあき)

1950年、新潟市生まれ。1977年、千葉大学医学部卒。銚子市立病院を経て1985年より千葉県精神科医療センター。2006年より静岡県立こころの医療センター院長、2012年から2017年まで千葉県精神科医療センター病院長。現在、学而会木村病院(千葉市)顧問。日本精神科救急学会理事長、日本司法精神医学会理事、国立精神・神経医療研究センター精神保健研究所客員研究員、社会保障審議会医療観察法部会委員など。専門は救急精神医学、司法精神医学。長年、精神科救急医療、医療観察法、精神医療審査会関連の厚生労働科学研究の分担研究者や執筆者として研究活動に従事してきた。

●野崎泰伸(のざき・やすのぶ)

1973年尼崎市生まれ。1996年神戸大学理学部卒業。阪神・淡路大震災で被災した障害者を障害者自らの手で救援する「被災地障害者センター」で働いたのち、2007年大阪府立大学大学院人間文化学研究科博士課程修了。博士(学術)。現在、立命館大学大学院応用人間科学研究科非常勤講師。専攻は哲学・倫理学・障害学。著書に『生を肯定する倫理へ──障害学の視点から』(白澤社、2011年)、『「共倒れ」社会を超えて──生の無条件の肯定へ！』(筑摩書房、2015年)。障害者問題を考える兵庫県連絡会議非常勤専従、社会福祉法人えんぴつの家評議員。

◉松永真純(まつなが・まさずみ)
1975年生まれ。1998年より15年間、大阪人権博物館で学芸員として勤務。障害者や性的少数者に関わる展示を担当する。現在は大阪教育大学非常勤講師。

◉桐原尚之(きりはら・なおゆき)
1985年青森生まれ。精神障害の当事者。2006年全国「精神病」者集団・運営委員に就任。2012年立命館大学大学院先端総合学術研究科一貫制博士課程入学。専攻は障害学。2014年日本学術振興会特別研究員(DC1)。2017年第193回通常国会参議院厚生労働委員会において当事者で唯一の参考人を務める。論文として「宇都宮病院事件から精神衛生法改正までの歴史の再検討──告発者及びその協力者の意図との関係」(Core Ethics 11、2015年)、「解放という視座を有する社会運動が社会に与える影響──『精神病』者解放・赤堀闘争の分析を通じて」(解放社会学研究28、2015年)、「アイデンティティ政治における〈他者〉との連帯の意味付与──鈴木國男君虐殺糾弾闘争の歴史から」(現代思想 42(8)、2014年)など、ほか多数。

◉富田三樹生(とみた・みきお)
1943年新潟県生まれ、1969年新潟大学医学部卒業。佐久総合病院を経て、1971年東大病院精神科―東大精神科医師連合に入る。2000年5月多摩あおば病院に入り2002年より院長。2000年より精神神経学会の「精神医療と法に関する委員会」(現在法委員会)委員長。著書に『精神病院の底流』、『東大病院の精神科の30年』、『精神病院の改革に向けて──医療観察法批判と精神医療──』(いずれも青弓社)がある。

◉熊谷晋一郎(くまがや・しんいちろう)
東京大学先端科学技術研究センター准教授、小児科医。日本発達神経科学学会理事。新生児仮死の後遺症で、脳性マヒに。以後車いす生活となる。東京大学医学部医学科卒業後、千葉西病院小児科、埼玉医科大学小児心臓科での勤務、東京大学大学院医学系研究科博士課程での研究生活を経て、現職。専門は小児科学、当事者研究。主な著作に、『リハビリの夜』(医学書院、2009年)、『発達障害当事者研究』(共著、医学書院、2008年)、『つながりの作法』(共著、NHK出版、2010年)、『痛みの哲学』(共著、青土社、2013年)、『みんなの当事者研究』(編著、金剛出版、2017年)など。

◉大塚淳子(おおつか・あつこ)
1962年生まれ、明治学院大学社会学部卒業、同大学院社会福祉学専攻修士課程修了。1987年東京コロニー東村山工場勤務、生活指導員等。1993年医療法人社団一陽会陽和病院、同法人・こころのクリニック石神井にて医療相談室勤務、1999年に精神保健福祉士資格を取得。2005年社団法人日本精神保健福祉士協会にて常務理事職。2014年度から現職、帝京平成大学健康メディカル学部臨床心理学科准教授として精神保健福祉士養成に携わる。2016年同教授職。公益財団法人日本精神衛生会理事、日本精神神経学会多職種協働委員会委員、日本・病院地域精神医学会評議員、犯罪被害者等施策の総合的推進に関する事業(横浜市事業2015-2017のSV)、東京都自殺対策会議委員、豊島区障害者計画・障害福祉計画策定委員、精神医療誌編集委員。共著『現場の力』尾崎新編(誠信書房、2002年)など。

メンタルヘルス・ライブラリー ㊳

相模原事件が私たちに問うもの

2018年2月25日　初版第1刷発行

編　集●太田順一郎＋中島　直
制　作●宇　打　屋
発行所●批　評　社
　　　　東京都文京区本郷1-28-36 鳳明ビル
　　　　Phone. 03-3813-6344　Fax. 03-3813-8990
　　　　振替 00180-2-84363
　　　　e-mail book@hihyosya.co.jp
　　　　http://hihyosya.co.jp
印刷所●モリモト印刷㈱
製本所●鶴亀製本㈱

ISBN978-4-8265-0673-1 C3047

© Ota Junichiro + Nakajima Naoshi 2018 Printed in Japan

乱丁本・落丁本は小社宛お送り下さい。送料小社負担にて、至急お取り替えいたします。

JPCA 日本出版著作権協会
http://www.jpca.jp.net

本書は日本出版著作権協会(JPCA)が委託管理する著作物です。本書の無断複写などは著作権法上での例外を除き禁じられています。複写(コピー)・複製、その他著作物の利用については事前に日本出版著作権協会(電話03-3812-9424 e-mail：info@jpca.jp.net)の許諾を得てください。